LE DIABÈTE

ET

L'ALIMENTATION AUX POMMES DE TERRE

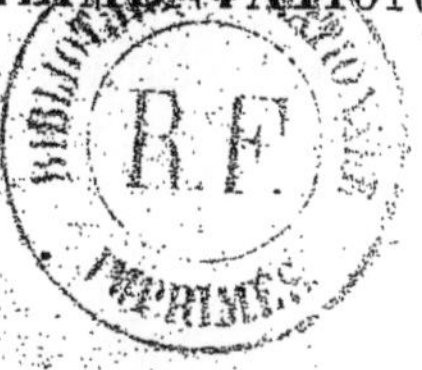

PAR

A. MOSSÉ

Professeur de clinique médicale à l'Université de Toulouse,
Correspondant national de l'Académie de médecine.

PARIS

FÉLIX ALCAN, ÉDITEUR

ANCIENNE LIBRAIRIE GERMER BAILLIÈRE ET Cie

108, BOULEVARD SAINT-GERMAIN, 108

1903

LE DIABÈTE

ET

L'ALIMENTATION AUX POMMES DE TERRE

AUTRES OUVRAGES DU MÊME AUTEUR

Étude sur l'Ictère grave. Paris, J.-B. Baillière, 1879.

Accidents de la Lithiase biliaire. Paris, J.-B. Baillière, 1880.

Colique hépatique. *Dictionnaire encyclopédique des sciences médicales.* Paris, Masson, 1887.

Diabète bronzé et Cirrhose pigmentaire (en collaboration avec M. Daunic). *Congrès français de Médecine*, Lyon, 1894.

Remarques sur la valeur séméiologique du taux de la glycosurie dans le Diabète. *VIᵉ Congrès français de Médecine*, Toulouse, 1902.

Recherches cliniques et expérimentales sur l'excrétion urinaire après les accès palustres (I. Glycosurie. — II. Polyurie. — III. Toxicité). *Académie de Médecine*, 1888; *Revue de Médecine*, 1889; *Congrès de Moscou*, 1897.

L'Excrétion urinaire dans la paralysie agitante (en collaboration avec M. Banal). *Revue de médecine*, 1889.

Recherches cliniques et expérimentales sur l'Influenza; Pathogénie. — Traitement. *Académie de Médecine*, 1894; *Revue de Médecine*, 1895.

État actuel de l'Opothérapie. Rapport au *IVᵉ Congrès français de Médecine*. Montpellier, Coulet, 1898.

238-03. — Coulommiers. Imp. Paul BRODARD. — 2-03.

LE DIABÈTE

ET

L'ALIMENTATION AUX POMMES DE TERRE

PAR

A. MOSSÉ

Professeur de clinique médicale à l'Université de Toulouse,
Correspondant national de l'Académie de médecine.

———— ✕ ————

PARIS

FÉLIX ALCAN, ÉDITEUR

ANCIENNE LIBRAIRIE GERMER BAILLIÈRE ET Cⁱᵉ

108, BOULEVARD SAINT-GERMAIN, 108

—

1903

AVANT-PROPOS

Dans deux mémoires communiqués à l'Académie de médecine (décembre 1901, février 1902), nous avons apporté en
même temps que les résultats de recherches poursuivies depuis
plusieurs années sur : « *La question des pommes de terre dans
le diabète* », une théorie pathogénique de ces résultats. Contrairement à l'opinion générale, nos documents cliniques appuyés
par le contrôle du laboratoire établissaient ce fait : « Les
pommes de terre peuvent être substituées au pain à la dose
quoditienne de 1000 à 1500 grammes dans le régime des diabétiques. Elles amènent habituellement une diminution rapide
de la soif, de la glycosurie, une amélioration du syndrome
urologique et un mieux-être général. »

Chez la plupart de nos malades, la modification du syndrome
urinaire et le relèvement des forces avaient été provoqués par
le seul changement de régime. A plusieurs reprises la contre-
épreuve avait confirmé la démonstration. Des graphiques attes-
taient la fréquence, montraient l'étendue de ces surprenantes
améliorations. De l'ensemble de nos recherches se dégageait la
conclusion suivante :

« *Dans les diabètes sucrés la pomme de terre est non seulement
un aliment permis, mais bien un aliment utile qui peut être avantageusement substitué au pain à doses suffisantes pour maintenir
l'équivalence de la ration alimentaire, c'est-à-dire dans la proportion de 2 1/2 à 3 de pommes de terre pour 1 de pain.* »

En opposition apparente manifeste avec les idées régnantes

sur le danger des féculents chez les diabétiques, cette conclusion n'allait point cependant à l'encontre des théories admises sur la saccharification des substances amylacées. Loin d'être subversifs des données scientifiques établies, les faits nouveaux s'appuyaient sur elles et augmentaient leur force.

C'est, en réalité, la connaissance plus complète de la constitution chimique de *la parmentière, riche en eau, riche en sels organiques de potasse transformés* — ultérieurement dans l'organisme — *en carbonate de potasse*, qui fournit la raison des effets salutaires, soigneusement relevés d'abord, puis volontairement cherchés et obtenus. Obtenus non seulement dans les diabètes simples mais encore dans les diabètes graves et les complications chirurgicales du diabète.

L'alimentation aux pommes de terre apporte donc aux diabétiques les éléments d'une *cure alcaline*.

L'importance pratique de ces faits aussi heureux qu'imprévus, leurs conséquences théoriques ne pouvaient manquer de retenir l'attention du biologiste comme celle du praticien.

De divers côtés nous sont parvenues des demandes de renseignements au moment où nos recherches étaient en cours de publication dans le *Journal de Physiologie* et la *Revue de Médecine*. Pour répondre à ces demandes nous réunissons dans l'ouvrage édité aujourd'hui nos divers travaux sur *la cure de pommes de terre dans le diabète*, augmentés de quelques observations et remarques inédites.

Sauf une dissonance mentionnée à la fin de cet ouvrage, nos documents et opinions ont trouvé un accueil favorable dans le public médical. Mais faits et théorie ne seront définitivement classés qu'après avoir subi le contrôle de l'expérience.

Ce contrôle, nous l'avons réclamé à la tribune de l'Académie et dans nos diverses communications aux sociétés savantes. Afin d'en faciliter la mise en œuvre dans des conditions éclairées, nous avons groupé dans la quatrième partie de ce

volume quelques notions sur la Bromatologie comparée de la
pomme de terre et du pain. Notions très utiles pour l'application du nouveau régime, elles laissent prévoir les effets qu'on
peut espérer, ceux qu'on doit craindre d'après la composition,
les altérations de la parmentière et les modifications que la
« chimie culinaire » fait subir à cet aliment.

Naturellement on ne doit pas attendre de la cure de parmentières la guérison du diabète. Nous aurons obtenu la sanction
de nos recherches si l'enquête commencée en plusieurs points
confirme et précise, comme nous en avons l'espoir, les premiers
résultats qui déjà nous parviennent, si le régime des diabétiques peut être désormais rendu moins sévère, moins coûteux,
plus simple, plus efficace.

Mais s'il nous était donné d'avoir ainsi apporté une utile
contribution à l'étude du diabète, nous ne saurions oublier que
notre œuvre n'a pas été seulement une œuvre personnelle. Elle
procède de l'enseignement de nos maîtres Bouchard et Lépine
et tient compte des travaux de M. Albert Robin dont nous
avons été le collaborateur au *Traité de Thérapeutique appliquée*.
Elle a reçu l'obligeant concours de MM. les professeurs Andouard
(de Nantes), Jorrisenne (de Liège), J. Ville (de Montpellier), de
M. Monnier, directeur du laboratoire de Chatelaine (Genève),
qui ont bien voulu faire ou diriger l'analyse des pommes de
terre employées à une même époque dans les hôpitaux des
grandes villes qu'ils habitent; le concours, précieux aussi, des
médecins qui après avoir essayé notre méthode ont bien voulu
nous transmettre le résultat de leur observation; elle a été facilitée enfin par la collaboration de nos élèves et assistants à la
Clinique médicale de l'Hôtel-Dieu de Toulouse. Ce nous est un
plaisir de déclarer la part qui revient à nos maîtres et collaborateurs dans ce modeste travail et de leur redire à tous l'expression de nos sentiments reconnaissants.

Octobre 1902.

LE DIABÈTE

ET

L'ALIMENTATION AUX POMMES DE TERRE

PREMIÈRE PARTIE

Considérations générales. — Historique.

CHAPITRE PREMIER

LE PROBLÈME DIÉTÉTIQUE DANS LE DIABÈTE SUCRÉ

Quelle que soit la théorie pathogénique adoptée sur le trouble préalable de la nutrition dont relève le diabète, il est admis en principe que le traitement de cette affection doit être essentiellement diététique. Par le régime et l'hygiène d'abord, par les médicaments ensuite, le médecin cherche à remplir l'indication primordiale : « Favoriser la glycolyse, enrayer la formation exagérée du glycose afin de s'opposer à la production de l'hyperglycémie ».

Pour réaliser ce programme, deux procédés se présentent à l'esprit :

1º Activer, exciter les combustions organiques puisqu'elles entraînent la destruction du sucre ;

2º Supprimer ou réduire au strict minimum dans l'alimentation les féculents, les sucres et d'une façon générale, toutes les substances hydrocarbonées transformées en glycose par la digestion.

Théoriquement, rien de plus facile que formuler ces règles. Dans la pratique, leur application trouve immédiatement devant elle deux grosses difficultés inhérentes, l'une à la maladie, l'autre au régime.

La première résulte de ce fait que le diabète n'est pas toujours semblable à lui-même. Et si dans certains cas d'ordinaire les plus égers, la glycosurie disparaît ou s'atténue notablement à la suite du changement de régime, il en est d'autres dans lesquels la suppression totale des sucres et féculents reste d'une efficacité douteuse ou nulle, abstraction faite des inconvénients que peut présenter la privation des féculents trop longtemps prolongée.

La seconde difficulté, plus sérieuse encore, résulte de ce que le corps de l'homme, pour réparer ses pertes, a besoin d'une certaine quantité d'hydrates de carbone. Ce serait une erreur, en effet, de limiter le rôle de ces substances dans le métabolisme, à la production du glycogène et du glycose. En dehors de cette fin qui leur est plus spécialement dévolue elles ont encore pour fonction : 1° de faciliter la fixation des matériaux azotés alibiles fournis par les albumines des aliments; 2° de retarder la combustion de la graisse déjà déposée dans les tissus et même, dans certaines conditions, de former de la graisse.

Or le diabétique présente souvent, en même temps que sa glycosurie, une azoturie plus ou moins marquée, une tendance plus ou moins rapide à l'amaigrissement.

Cet aperçu sommaire du rôle complexe des hydrates de carbone dans les mutations nutritives laisse comprendre que ces substances sont indispensables aux diabétiques. On a bien tenté de leur substituer en quantité isodyname, d'autres aliments (graisses, corps gras, viandes, alcool); mais ceux-ci n'ayant pas un rôle identique dans les échanges de la matière circulante ne parviennent pas à les remplacer de façon suffisante, même quand ils sont calculés de façon à produire le même nombre de calories. Aussi une certaine quantité d'hydrates de carbone reste-t-elle nécessaire dans la ration d'entretien. L'expérience prouve en effet que la diète carnée rigoureuse (régime de Cantani) qui réduit ces éléments au strict minimum — sans les supprimer complètement puisque les muscles contiennent du glycogène — ne saurait être maintenue que pendant un temps très court et seulement à titre de régime d'épreuve.

Les inconvénients et dangers d'un régime exclusif ou même d'une alimentation trop carnée n'avaient pas échappé à Bouchardat. Bien que le régime qui porte son nom repose sur le principe de la suppression ou de la diminution considérable des féculents et des sucres aussi longtemps que persiste la glycosurie, le savant hygiéniste avait déclaré cependant d'une façon formelle :

« C'est une suppression très grave que celle des féculents, dans l'alimentation de l'homme; nous ne les remplaçons que par des moyens artificiels qu'il faut rendre le moins exclusifs possible. En forçant la quantité des viandes saignantes, on oublie trop les deux grands principes de l'hygiène : 1º l'alimentation n'est réparatrice que lorsqu'elle est complète; 2º l'excès d'un principe immédiat alibile par rapport aux autres qui sont nécessaires pour réparer les pertes, est plutôt nuisible qu'utile [1]. » Guidé par ces remarques, Bouchardat avait cherché à rendre une certaine quantité de féculents à l'alimentation quotidienne, tout en évitant par certaines précautions (emploi du tartrate de potasse et de soude), l'hyperglycogénie redoutée. Ses consciencieuses recherches l'avaient d'ailleurs amené à reconnaître que le régime peut être plus ou moins rigoureux suivant les malades. « Chaque glycosurique, disait-il, a son coefficient qu'il est indispensable de connaître par l'essai fréquent des urines et de régler. »

Cette notion importante reste aujourd'hui encore une des plus sûres parmi celles qui peuvent guider le praticien. On admet actuellement, il est vrai, que l'hyperglycémie, du moins dans la variété de diabète le plus ordinairement observée, provient bien plus de la diminution de l'aptitude des tissus à brûler le sucre normalement produit par l'organisme que de l'hyperglycogénèse consécutive à l'ingestion trop abondante de sucre ou de fécule. Et les termes : *pouvoir, énergie glycolytique*, servent à désigner de façon plus concise ce que Bouchardat appelait « *équation personnelle d'utilisation du sucre* ». Mais si comme l'enseignent Bouchard et Lépine, comme nous l'avons professé après eux, le défaut de consommation du sucre est, *d'ordinaire* [2], l'élément fondamental du diabète, l'excès de production peut néanmoins venir ajouter ses effets à ceux de l'insuffisance de la glycolyse. D'où le fait brut que la glycosurie augmente, en thèse générale [3], par l'usage du sucre et des amylacés,

---

1. Bouchardat, *Le diabète sucré*, 1875, p. 189, 200, 261, 330. Paris, F. Alcan.

2. *D'ordinaire*, mais *non toujours*. Il est des cas ou des périodes dans lesquels l'excès de production du sucre semble le facteur principal de la glycosurie.

3. Nous disons : en thèse générale. Kulz a pu montrer, en effet, par des expériences régulièrement suivies, que le sucre urinaire dans certains cas augmente proportionnellement à l'ingestion de substances albuminoïdes chez le chien soumis à l'alimentation exclusive par la caséine. Von Mehring a rapporté une expérience analogue (Cf. Lépine, *Traitement du diabète*, p. 29).

qu'elle diminue après leur suppression. D'où, par voie de conséquence la persistance très généralisée, aujourd'hui encore, à ranger
en bloc sucres et féculents parmi les aliments étiquetés « glycosuriques » (Bouchardat), pour bien marquer leurs propriétés nocives
et les exclure du régime des diabétiques.

A voir ainsi les choses d'un coup d'œil rapide, il semble donc
qu'elles aient peu changé depuis Rollo et Bouchardat. Si on veut y
regarder de plus près cependant, on reconnaîtra bientôt que si le
problème reste à peu près le même, du moins la façon de le comprendre s'est modifiée avec les connaissances progressivement
acquises sur le métabolisme comme sur la nature et l'évolution du
syndrome diabétique. Les données actuelles autorisent à aborder la
solution d'après des idées un peu différentes de celles de la première
heure.

L'étude attentive de l'évolution des diabètes a d'abord démontré
que l'énergie glycolytique, jugée d'après le taux quotidien de la
glycosurie, varie non seulement suivant les individus mais aussi
chez le même individu pendant le cours de la maladie, de sorte que
chez les malades il n'y a pas une corrélation étroite, réglée pour
ainsi dire par une formule chimique entre la proportion des féculents ingérés et la glycose excrétée avec l'urine. Ce phénomène fait
comprendre, à priori, l'orientation trop théorique des *tables de
régime*, invariablement établies pour les diabétiques. Il explique
bien comment Munk et Ewald ont été conduits à supprimer en
majeure partie, dans la dernière édition de leur *Traité de l'alimentation de l'homme sain et de l'homme malade* (1897), les schémas de
régime maintenus dans les éditions antérieures[1].

Les expériences de Kulz, Frerichs, Mehring, ont établi ensuite
que certaines variétés d'hydrates de carbone — inuline, mannite,
inosite, quercine, peut-être lévulose et sucre de lait — sont utilisées
par les diabétiques et par suite peuvent être conseillées avantageusement, ou tout au moins sans inconvénients, dans un régime alimentaire mixte[2].

Enfin l'observation clinique a conduit à faire, officiellement
pour ainsi dire, une autre concession dans la diététique des diabètes sucrés. La première règle posée par Bouchardat et ses conti-
nuateurs était de supprimer ou de restreindre considérablement

1. Traduction française par Heymans et Masoin, 3ᵉ édit., 1897, p. 567.
2. Bouchard, *Maladies par ralentissement de la nutrition.* — Lécorché, *Traité du
diabète*, 1877; *Traitement du diabète sucré*, Collection Charcot-Debove, 1893; etc.

tous les hydrates de carbone jusqu'à complète disparition de la glycosurie. Actuellement, il semble plus sage de ne pas se préoccuper outre mesure de l'excrétion d'une petite quantité de sucre urinaire coïncidant avec un régime bien réglé et bien supporté.

La glycosurie en effet, si elle est un des symptômes cardinaux du diabète, est loin de constituer la maladie. Considérée isolément, elle conserve une grande importance symptomatique mais n'offre pas la valeur absolue que lui accordent encore nombre de médecins et presque tous les malades, du moins au début du traitement. Pour acquérir toute sa valeur séméiologique, elle doit être rapprochée des autres symptômes et étudiée dans son évolution[1]. Il ne faudrait pas s'exposer, en visant sans cesse la diminution de la glycosurie, à diminuer les forces et la résistance vitale du malade. Aussi est-il très admissible et légitime, à notre sens, d'accorder une certaine tolérance de régime tant que le chiffre du sucre reste peu élevé, l'état général satisfaisant.

En résumé : D'une part les hydrates de carbone sont nécessaires à la nutrition; d'autre part, plus que les autres aliments, ils sont susceptibles d'accroître l'hyperglycémie dès que faiblit le pouvoir glycolytique normal. Le problème diététique consiste donc à trouver sous quelle forme, en quelles proportions — toutes choses égales d'ailleurs, comme on dit en mathématiques — ces substances pourront donner le meilleur rendement sans provoquer une glycémie dommageable. L'action de chacune d'elles, pour être correctement appréciée, ne sera pas jugée sur le seul témoignage d'une analyse qualitative. Autant et plus encore que de la présence du sucre dans l'urine, le médecin devra tenir compte de la quantité excrétée en vingt-quatre heures, de ses variations dans le nychthémère sous l'influence des modifications du régime, et aussi du retentissement de ces modifications sur les fonctions digestives, la soif, l'état des forces, enfin sur l'ensemble du syndrome urologique, toutes les fois qu'il sera possible de faire méthodiquement l'analyse des urines.

1. Cf. Duhomme, Régime alimentaire dans la glycosurie, *Bull. Thérap.*, 1883, CLV, p. 246. — Lasègue, *Etudes médicales*, vol. II, p. 621, 1884. — Worms, *Bull. Acad. de méd.*, 1889, p. 709. — Mossé, Valeur séméiologique de la glycosurie dans le diabète, *VI° Congrès français de médecine*, Toulouse, 1902.

CHAPITRE I

LES HYDRATES DE CARBONE AU POINT DE VUE
DE L'ALIMENTATION DES DIABÉTIQUES

§ 1. — 1° *Hydrates nuisibles* ; 2° *Hydrates indifférents* ; 3° *Hydrates discutés (Pommes de terre)*.

La quantité d'hydrates de carbone que doit contenir la ration d'entretien de l'adulte, vivant dans les conditions ordinaires, a été évaluée de façon un peu variable suivant la quantité d'albuminoïdes et surtout de graisse que les expérimentateurs ont fait entrer dans le régime. On peut la fixer approximativement à 450-500 grammes par jour [1], chez l'homme moyen ayant une alimentation normale, c'est-à-dire une alimentation dans laquelle les matières albuminoïdes, grasses, hydrocarbonées conservent sensiblement les proportions rationnelles (Moleschott, Voit, Munk, Armand Gautier [2]).

1. La ration d'entretien doit contenir pour vingt-quatre heures environ 20 gr. d'azote — qui représentent approximativemenl 125 gr. de matières albuminoïdes — et 300 gr. de carbone. Pour Beaunis, Lecorché, Vierordt, la ration de l'ouvrier moyen serait constituée par : Matières albuminoïdes, 120 gr.; graisse 90 gr.; hydrates de carbone, 330 gr. Pour Moleschott, Voit, Munk et Ewald, elle doit être composée de : Matières albuminoïdes, 110-120 gr.; graisse, 56 gr.; hydrates de carbone, 400-450 gr. Pour Germain Sée, dont les chiffres sont acceptés par Dujardin-Beaumetz, la ration de l'ouvrier serait plus élevée : Albuminoïdes, 130-160 gr.; graisse, 68 gr.; féculents, 580 gr.; celle du soldat, serait : Albuminoïdes, 140-160 gr.; graisse, 40-60 gr.; féculents, 500 gr. La ration du soldat français, en temps de paix (Règlement 1873) contenait : Pain, 1 000 gr.; viande non désossée, 300 gr.; légumes frais, 100 gr.; légumes secs, 30 gr.; ce qui représentait au total : Albuminoïdes, 116 gr.; graisse, 19 gr. 3; hydrates de carbone, 338 gr. (Kirn.) — Cf. Dujardin-Beaumetz, *Hygiène alimentaire*, p. 117 et : Du régime végétarien au point de vue thérapeutique (*Bull. Soc. méd. pratique de Paris*, 1890, p. 179).

Dans le diabète, il serait difficile de préciser à l'avance, tant les cas individuels diffèrent, quelle devrait être la ration d'entretien. Mehring, d'après Munk et Ewald, a conservé un diabétique en bon état de nutrition avec une ration comprenant, après déduction du sucre éliminé, 132 gr. d'albumine, 73 gr. de graisse et 232 gr. d'hydrates de carbone.

2. L'observation et l'expérience indiquent que, pour 1 gr. de matières albuminoïdes, l'alimentation normale moyenne doit comprendre environ 0 gr. 40

Dans nos régions, en France particulièrement, c'est sous forme de pain que les hydrates sont ingérés pour la plus grande partie. On a d'ailleurs calculé que le pain fournit au moins la moitié des principes nutritifs solides, les plus nécessaires à l'alimentation. On comprend, à priori, combien la privation de cet aliment est péniblement supportée par l'économie.

Et cependant, en principe, *le pain est mauvais pour les diabétiques*.

Le pain de froment contient en effet, de 47 à 55-56 p. 100 d'hydrates de carbone répartis de la façon suivante d'après les analyses de Moleschott : amidon, 33 gr. 50; dextrine, 11 gr. 25, sucre, 2 gr. 25; au total 47 grammes d'hydrates de carbone p. 100. Boussingault a trouvé dans « le pain des boulangers de Paris » un chiffre global d'amidon, dextrine, sucre, plus élevé : 55 p. 100. C'est à ce même chiffre 55-56 p. 100 que nous arrivons (exactement 55,64 p. 100) en prenant la moyenne des analyses du pain de froment fin ou ordinaire, du pain de ferme, du pain de munition, analyses dues à Boussingault, Balland, König et dont le détail est donné plus loin (voir p. 148). Chez les sujets atteints du diabète il faut donc régler sévèrement le pain et mieux, si possible, le supprimer pour donner en son lieu et place, un autre produit moins riche en matières amylacées ou contenant des matières amylacées utilisables sans inconvénients par les malades.

Beaucoup de diabétiques acceptent assez philosophiquement, au début, cette suppression dans l'espoir d'une guérison prochaine. Mais bientôt la plupart s'affranchissent d'une prescription qu'ils trouvent trop cruelle; plus d'un déclare même qu'il ne saurait manger si on maintient l'interdiction du pain. Aussi a-t-on proposé diverses préparations (pain et biscuits de gluten, pain de son, d'amandes, de mousse, de viande et de gluten, d'aleurone, de Soja, etc.) destinées à remplacer le pain ordinaire. Tous ces produits contiennent plus de matières albuminoïdes et moins d'amylacés que celui-ci. Mais le goût, la consistance peu agréable, le prix élevé, la proportion par trop différente d'amidon contenu dans divers échantillons, quelquefois aussi la difficulté qu'on éprouve à se pro-

à 0 gr. 45 de graisse et 3 gr. 50 à 4 gr. de matières hydrocarbonées (Cf. Armand Gautier, *Chimie Biologique*, p. 795-797). Sous une autre forme, si on calcule la graisse en hydrates de carbone et que l'on évalue ainsi la totalité des substances non azotées en hydrates de carbone, le rapport des substances azotées par rapport aux substances non azotées peut varier entre 1 pour 4,5 et 1 pour 5,5 à 6 dans l'alimentation moyenne (Munk).

curer ces succédanés du pain ordinaire ont forcément limité l'usage des plus réputés et fait abandonner les autres.

En laissant de côté pour le moment, les hydrates de carbone que sont susceptibles de fournir par leurs dédoublements les matières albuminoïdes alimentaires, et la question encore trop ardue, « *la glycogénie sans glycogène* [1] », on peut dire que, en dehors du pain, les hydrocarbonés sont apportés à l'économie par les aliments féculents « les farineux », les sucres, les fruits et, à un degré moindre, par les légumes frais et racines.

Parmi tous ces hydrocarbonés quels seront les mieux tolérés? les moins « glycosuriques » ?

Réserves faites sur l'aptitude glycolytique variable de chaque diabétique, c'est l'étude de la composition élémentaire des substances ingérées qui doit nous procurer, à cet égard, les premiers renseignements. Elle enseigne d'abord la proportion des matières amylacées ou sucrées contenues dans ces féculents, farineux, etc., à côté des divers principes alibiles (albuminoïdes, eau, graisse, sels). Elle indique aussi la quantité et la variété des hydrates de carbone qu'ils renferment. Cette dernière notion est très importante au point de vue qui nous occupe ici. En effet parmi les hydrocarbonés, les uns (amidon, fécule, sucres), très mal famés comme facteurs de la glycémie et de la glycosurie, sont pour ainsi dire condamnés d'avance; les autres, mannite, inuline, inosite, lévulose, peut-être lactose [2], restent inoffensifs ou utiles, puisque leur glycolyse est ordinairement réalisée par les diabétiques (voir p. 4). L'adjonction de ces variétés d'hydrates de carbone au régime des diabétiques n'augmente pas d'ordinaire la glycosurie.

1. Cette question très intéressante, en train de s'édifier à l'heure actuelle, pourrait prendre, quand elle sera mieux connue, une place importante dans l'étude de la pathogénie et du traitement de certains troubles et variétés du diabète. Les travaux de Muller, Blumenthal, etc., ont fixé avec raison l'attention des physiologistes et des médecins. Ils apportent des éléments nouveaux pour l'étude du métabolisme. Bouchard, en partant de la formule de A. Gautier, a calculé que 100 gr. d'albumine pourraient donner par dédoublement de la molécule, 55 gr. de glycose. On comprend combien ces mutations nutritives pourraient entrer en ligne de compte dans certains cas (Cf. sur ce sujet : Bouchard, *Les troubles préalables de la nutrition, Traité de Pathologie générale*, t. III. — Lépine, La glycogénie sans glycogène, *Sem. méd.*, 1899, p. 417; Traitement du diabète sucré, *Sem. méd.*, 1901, p. 367. Ce dernier article, paru au moment où ce travail était déjà écrit. — Dufour, *Les lois de l'énergétique dans le régime du diabète sucré*, 1899.)

2. Bouchard fait quelques réserves au sujet de la lactose et de la lévulose. Il a vu, sous l'influence de ces hydrates, le sucre manifestement augmenter dans les urines.

Les topinambours [1], les crosnes, le salsifis qui contiennent surtout de l'inuline, la racine de pissenlit, de chicorée, l'artichaut où l'on trouve de la mannite, les haricots verts qui renferment principalement de l'inosite, sont des légumes à recommander dans le diabète. Nous parlons ici des légumes frais. D'après Gautrelet [2] le mode de cuisson de quelques-uns de ces légumes vendus en conserves pourrait faire paraître le sucre. C'est ainsi qu'il aurait trouvé de façon à peu près constante 8 gr. de sucre par kilogramme dans les haricots verts en boîte.

Si nous exceptons les topinambours et les crosnes, cette nomenclature comprend, on le voit, surtout des légumes verts et légumes-racines. Ceux-ci introduisant dans l'économie, en même temps que la proportion considérable de leur eau de constitution (80 à 95 p. 100), les corps gras et condiments (huile, beurre, graisse, sel) indispensables à leur préparation culinaire, peuvent être les auxiliaires utiles d'une alimentation riche en azote mais leur valeur nutritive propre reste faible.

Les topinambours sont fades, peu agréables. Les crosnes, un peu plus savoureux, contenant plus d'azote, ont le désavantage d'être plus difficiles à se procurer et d'un prix assez élevé.

A tous égards crosnes et topinambours sont bien inférieurs à un autre tubercule, très discuté comme aliment des diabétiques, *la pomme de terre*. Sous le rapport de la valeur nutritive, de la saveur, de l'abondance en tous lieux et du prix de revient, il est permis de dire qu'il n'y a pas de comparaison à établir. Mais la parmentière a un grave défaut, capital aux yeux de la grande majorité, un défaut qui ruine tous ses avantages. Elle est rangée — du moins jusqu'ici — dans la catégorie des hydrates de carbone nuisibles aux diabétiques, confondue avec ceux qui augmentent la glycémie, la soif, la glycosurie et doivent être interdits.

Que la pomme de terre soit riche en fécule transformable en glycose, cela est hors de doute. Elle contient à l'état cru 16 à 24 p. 100 (en moyenne 20 p. 100) d'amidon. Mais qu'elle augmente très sensiblement la glycosurie des diabétiques et constitue un aliment nuisible pour eux, ceci est un point sur lequel les discussions scientifiques peuvent s'ouvrir. De façon purement empirique, tout médecin

1. Tollens (cité par Lécorché) aurait trouvé 3 à 6 p. 100 de sucre dans les topinambours.
2. Gautrelet, Note sur les conserves industrielles de légumes verts, *Soc. de méd. prat. de Paris,* 13 mars 1890, p. 280.

n'a-t-il pas l'occasion de rencontrer des diabétiques qui ne cessent d'enfreindre et largement, les règles du régime classique? qui mangent sans retenue, les pommes de terre — car plus d'une fois la parmentière s'impose comme aliment quotidien, surtout en hiver, dans les ménages pauvres ou de condition moyenne — et ne s'en trouvent pas plus mal? D'aucuns même prétendent s'en trouver mieux.

Assurément ce n'est point là une raison suffisante pour admettre d'emblée qu'il y a erreur de jugement sur la nocuité des pommes de terre dans le régime des diabétiques. On pourrait objecter, non sans raison, que les faits cités à l'encontre n'ont pas été observés d'assez près pour être probants. Cependant l'objection admise, il faut reconnaître que la règle souffre de fréquentes exceptions et que de nombreux diabétiques utilisent encore très bien la fécule des pommes de terre.

Cette anomalie, observée dans des circonstances trop nombreuses pour être exceptionnelles, incite à pénétrer ses causes.

Toutefois, avant de chercher l'explication théorique de cette anomalie apparente, il importe d'établir par l'observation clinique attentive et l'analyse méthodique de l'excrétion urinaire, la réalité du phénomène et ses conditions d'existence. Sur ce sujet nos recherches, patiemment poursuivies depuis plusieurs années, nous ont permis de réunir des documents de nature à contribuer à la solution du problème.

§ 2. — *La pomme de terre classée parmi les aliments défendus ou discutés doit changer de classe.*

D'après notre expérience, la pomme de terre, si généralement redoutée pour les diabétiques à cause de sa richesse en fécule et à ce titre sévèrement proscrite de leur régime, ne mérite pas l'ostracisme dont elle reste frappée malgré quelques essais de réhabilitation partielle. Les résultats obtenus depuis que nous avons entrepris cette étude, ont été partiellement communiqués devant diverses sociétés scientifiques[1]. La section de Pathologie générale du XIII° Con-

---

1. *Congrès pour l'avancement des sciences*, Nantes, 1898. — *V° Congrès français de médecine*, Lille, 1899. — *Bull. de Thérapeutique*, janvier 1900. — *XIII° Congrès international de médecine*, Section de pathologie générale, Paris, août 1900. — *Société de Biologie*, mai 1901. — *Journal de physiologie et de pathologie générale*, 15 septembre 1901. — *Congrès pour l'avancement des sciences*, Ajaccio, septembre 1901. — *Académie des Sciences*, 9 décembre 1901.

grès médical international (Paris, 1900) qui avait inscrit l'étude du
Diabète à son ordre du jour a bien voulu faire un accueil favorable
aux faits cliniques exposés devant elle et aux déductions qu'il nous
paraissait légitime d'en tirer[1]. Après avoir continué notre enquête
au lit du malade comme au laboratoire, nous avons apporté à l'Académie de médecine plusieurs faits inédits, les uns personnels, les
autres dus à l'obligeance de collègues et confrères qui, après avoir
institué le régime par nous préconisé, nous ont très aimablement
adressé le résultat de leur observation.

Afin de permettre à la savante Compagnie d'apprécier l'ensemble
de nos recherches sur une question de thérapie doublement intéressante, et par son côté scientifique et par son côté pratique immédiat, nous avons rappelé devant elle les faits produits dans nos
communications antérieures qui avaient déjà eu pour effet de
démontrer la proposition suivante :

*Dans les diabètes, la pomme de terre est non seulement un aliment
permis, mais bien un aliment utile, susceptible d'être avantageusement substitué au pain dans des proportions suffisantes pour maintenir l'équivalence de la ration alimentaire; c'est-à-dire dans la proportion de 2 et demi à 3 de parmentières, pesées à l'état cru, pour
1 de pain.*

Cette substitution a été fort bien supportée dans presque tous les
cas, contrairement à ce qu'on pouvait craindre d'après les idées
régnantes sur l'utilisation des féculents par les diabétiques. *La dose
quotidienne de pommes de terre prescrite à la place du pain supprimé s'est élevée d'ordinaire environ à 1 kilogramme, 1 kilogr. 500
par jour*[2].

*Ce changement de régime a été suivi d'une diminution rapide
presque immédiate de la soif, de la glycosurie, dans des proportions
parfois considérables et d'une amélioration du syndrome urologique
coïncidant avec un mieux-être général.*

*Ces modifications favorables ont été constatées aussi bien dans les
diabètes arthritiques de forme légère, moyenne, sérieuse, que dans
les diabètes maigres à forme grave et dans un cas de diabète nerveux
ou de forme indéterminée.*

Le retour au régime du pain interrompait l'amélioration.

Particularité digne de remarque, quelquefois la glycosurie et les

1. Voir aussi Lépine, *Semaine médicale*, 1900, p. 426.
2. Exceptionnellement elle a pu atteindre 3 kilogrammmes par jour dans un
cas de diabète maigre.

autres troubles étaient alors moins accentués que dans la période ayant précédé le régime aux pommes de terre. L'amélioration acquise paraissait ne pas être complètement perdue. Il se passait là un phénomène analogue à celui qui a été signalé par Naunyn et Lépine [1], après une période de restriction des hydrates de carbone.

La contre-épreuve fournissait des résultats concordants.

Parmi tous les cas de diabète, personnellement observés ou parvenus à notre connaissance, dans lesquels le régime aux pommes de terre a été essayé et substitué au pain, une seule fois, ce changement de régime n'a eu aucun bon effet [2].

L'utilisation de la fécule de pomme de terre par nos diabétiques a été démontrée d'abord par l'analyse quotidienne de l'excrétion urinaire. Plus tard avec le concours de notre élève M. Mailhe, chef des travaux de chimie à l'Université de Toulouse, nous avons pu établir la réalité de ce phénomène avec une plus grande certitude, par le dosage comparé des hydrates de carbone expulsés avec les résidus de la digestion, au cours de l'un et de l'autre régimes.

Les résultats favorables, concordants, les témoignages complémentaires fournis par la contre-épreuve ou par l'inobservation temporaire du régime, inscrits sur les graphiques de l'évolution du syndrome urinaire, parfois avec une surprenante régularité rappelant la précision d'une preuve de physiologie expérimentale, ont entraîné la conviction de nos élèves et de nos collaborateurs. Devant leur évidence, plus d'un même se montrait disposé à négliger les réserves qui nous paraissent sinon aussi nécessaires qu'au début, du moins toujours sages et utiles.

Tel est le point où nos recherches antérieures avaient amené la question. Plus récemment, nous avons été conduit à *chercher si la substitution des pommes de terre au pain conserverait, comme nous l'espérions, son efficacité dans les complications chirurgicales du diabète. Dans toutes les observations que nous avons pu réunir, l'événement a justifié nos déductions.* A la Clinique chirurgicale comme à la Clinique ophtalmologique de la Faculté, dans notre Clinique et

---

1. Lépine, *Le Diabète et son traitement*, 1899, p. 32.

2. En dehors des 20 observations contenues dans notre premier mémoire nous avions déjà eu connaissance de quelques autres cas dans lesquels le régime aux pommes de terre avait donné de bons résultats à quelques médecins, — entre autres à M. le Dr Rouanet de Moissac — qui avaient bien voulu le conseiller à leurs diabétiques, mais les renseignements qu'il aurait été possible de réunir sur ce fait n'étaient pas suffisants pour en faire état.

dans la pratique de nos confrères, ces résultats ont été favorables, encourageants. Après les avoir décrits dans un chapitre spécial, nous exposerons l'hypothèse qui nous paraît fournir la raison plausible des phénomènes sur lesquels nous avons appelé l'attention du public médical. Mais avant de présenter l'ensemble de notre contribution à l'étude des effets de la parmentière dans le diabète, il convient de rappeler les noms de ceux qui, avant nous, se sont occupés de ce problème et de montrer l'état actuel de l'opinion médicale sur cette question.

CHAPITRE III

Faut-il interdire, doit-on autoriser, peut-on recommander les pommes de terre aux diabétiques?

Le praticien qui se poserait ces questions, à l'heure. actuelle, et voudrait les résoudre après avoir tenté de former son avis personnel par la lecture des auteurs, se trouverait dans un grand embarras. L'opinion médicale paraît mal fixée sur ce point important de pratique. Parmi les médecins, le plus grand nombre resté fidèle au régime de Bouchardat [1] est pour la proscription aussi complète que possible d'un aliment considéré comme le type des féculents. Ce jugement semble d'abord fondé puisque les hydrates de carbone se transforment en glycose par la digestion et qu'il est de notion vulgaire que la glycosurie augmente chez les diabétiques après une alimentation riche en principes féculents ou sucrés. La pomme de terre, constituée surtout par de la fécule (en moyenne 18 à 20 p. 100) et de l'eau (72 à 75 p. 100 environ), paraît mériter d'être placée d'emblée en bon rang parmi les aliments qualifiés *glycosuriques* par Bouchardat et, à ce titre, rayés du régime des diabétiques.

Généralement acceptée des malades comme des médecins cette condamnation a été cependant contestée. Elle mérite d'être soumise à sérieuse revision.

Il y a plus de trente ans, Mayet appelait déjà l'attention sur l'avantage qu'il y aurait, au point de vue de la diète générale des diabétiques, à classer les féculents d'après la quantité de sucre produit par la transformation de leur matière amylacée. Sur une liste dressée d'après la proportion de sucre fourni par 100 grammes des féculents

1. Bouchardat admettait cependant que l'on pourrait permettre une petite quantité de pommes de terre à la place du pain mais exclusivement aux diabétiques ouvriers à la campagne, qui fournissant un travail musculaire au grand air présentent plus de chance de pouvoir utiliser les féculents.

les plus employés dans l'alimentation, la pomme de terre occupait un des derniers rangs assez loin du pain ordinaire et du pain de gluten (*Société d'hydrologie médicale de Paris*, 15 mars 1869).

D'après cet auteur :

100 gr. de pain ordinaire frais...................... fournissent 50 gr   de sucre
100 gr. de pommes de terre cuites au four ou à l'étouffée.   —   16 gr 60   —
100 gr.   —   —   — en purée...................   —   8 gr 30   —

tandis que :

100 gr. de pain de gluten frais......................   —   27 gr   —
100 gr.   —   —   — de la Rue de Lancry....   —   31 gr 15   —
100 gr.   — de gluten sec, Cie de Vichy.......   —   32 gr   —
100 gr.   — de gluten très sec (Échantillon
                     trouvé dans le commerce)......   —   62 gr 50   —

Mayet faisait remarquer aussi qu'il faut 300 grammes de pommes de terre pour fournir la quantité de glycose contenue dans 100 grammes de pain et arrivait à conclure : « On s'est exagéré l'avantage qu'il y a à retrancher du régime des diabétiques, un certain nombre de féculents usuels dont la privation est pénible au malade [1] ».

Dans un travail paru quelques années plus tard (1875) et sur lequel nous aurons l'occasion de revenir, Boussingault confirmait ces données. Il établissait, d'après les analyses comparées, que la pomme de terre renferme deux fois moins de matière amylacée que les meilleurs biscuits de gluten qui lui avaient été soumis et 3 fois moins que le pain ordinaire [2].

Ce résultat le conduisait à émettre l'hypothèse suivante : « D'après la constitution, le poids et par conséquent le volume de son équivalent, la pomme de terre serait probablement le meilleur succédané du pain dans le régime des glycosuriques.... Il est très vraisemblable que les malades préféreraient 200 grammes de tubercules, qui n'apporteraient pas plus de fécule que 73 grammes de pain ordinaire, à 100 grammes de pain de gluten ».

Les analyses d'Esbach [3] publiées en 1833 dans le *Bulletin de Thérapeutique* aboutissaient à une conclusion analogue.

Cet ensemble de résultats concordants ne pouvait passer inaperçu. Progressivement quelques médecins, dont le nom fait autorité (Bou-

1. Considérations relatives à l'alimentation des glycosuriques, *Annales d'hydrologie*, 1868-1869, p. 336.
2. *Annales de Chimie*, 1875, V, 5e série, p. 114.
3. Diabète et croûte de pain. *Bull. de Thérapeutique*, 1883, t. CIV, p. 201.

chardat, G. Sée, Dujardin-Beaumetz, Bouchard, Lépine, Lancereaux, Lécorché, A. Robin), commencèrent à lever partiellement l'interdiction et à autoriser, sous réserve des effets produits…, *une petite quantité* de pommes de terre (100 à 200 gr. par jour 300 gr. au plus) à la place du pain. Quelques-uns ne la permettaient, il est vrai, que dans certaines conditions (ouvriers travaillant à la campagne, faisant beaucoup d'exercice [Bouchardat[1]], ou de temps en temps [Lécorché, etc.]). Dujardin-Beaumetz[2] insistant sur l'utilité de ces tubercules et sur la difficulté de se procurer du pain de gluten de bonne qualité, les autorisait de façon régulière et proposait « de soumettre la plupart des diabétiques au régime anglais, c'est-à-dire de supprimer le pain, et de le remplacer par les pommes de terre cuites au four ou « à l'étouffée », mais une ou deux par repas[3]. En même temps que ces maîtres ou à leur suite plusieurs praticiens parmi lesquels Coignard[4], Sabarthez[5] adoptaient de façon régulière la pomme de terre à la place du pain de gluten chez les diabétiques, mais toujours en quantité restreinte.

L'autorisation de ces petites quantités de pommes de terre constituait une pratique bien différente de la méthode que nous proposons aujourd'hui. C'était une sorte de concession, une façon de combler la lacune laissée par la suppression du pain et de donner quelques féculents tout en diminuant de beaucoup les substances amylacées ingérées. 100 à 300 grammes de pommes de terre représentent seulement 40 à 100 grammes de pain par jour. Et cependant cette pratique — bien anodine à notre sens, mais qui n'en mérite pas moins d'être considérée comme un progrès à l'actif des médecins français — souleva et soulève encore plus que des scrupules chez beaucoup de praticiens. Comment s'en étonner? Après avoir

1. *Le diabète sucré*, 1875, p. 260.
2. *L'Hygiène alimentaire*, 1re éd., 1886; 2e édition, 1889, p. 183.
3. Voici comment s'exprimait à ce sujet, Dujardin-Beaumetz à l'Académie de médecine, en 1889, dans la fameuse discussion *sur le traitement du diabète*, soulevée par l'intéressante communication de M. le Dr Worms :
« Quant aux pommes de terre j'ai été un des plus chauds partisans de leur introduction dans le régime des diabétiques. J'ai montré en effet que la pomme de terre contient beaucoup moins de matière saccharifiante que le pain de gluten. Mais il est bien entendu que ceci est à poids égal, et, comme le pain de gluten pèse très peu il faut limiter, bien entendu, la quantité de pommes de terre absorbée chaque jour et ne pas dépasser 100 grammes de pommes de terre cuites à l'eau à chaque repas » (*Bull. Académie de médecine*, 14 mai 1889, t. XXI, 3e série, p. 735).
4. *Société de médecine de Paris*, 1886; V. p. 106.
5. Communication personnelle.

été sévèrement défendue, puis exceptionnellement tolérée, la parmentière était recommandée à la place du pain dans l'alimentation des diabétiques. Cette innovation qui avait déjà l'air d'une révolution des coutumes thérapeutiques très rationnelles d'apparence, solidement établies jusque-là devait naturellement trouver devant elle hésitations et résistances.

Notre méthode, bien plus radicale quoique prudemment et progressivement déduite, devra donc avant de s'imposer, faire ses preuves de par la théorie comme dans la pratique. Nous sommes loin de nous en plaindre. Fond et forme elle diffère sensiblement, en effet de celle de nos devanciers. Non seulement elle restitue largement aux diabétiques par la quantité de parmentières prescrites, les matières amylacées supprimées avec le pain, mais elle les restitue sous une forme utile, salutaire même puisqu'elle atténue, d'ordinaire dans de très notables proportions, la glycosurie et les accidents liés à l'hyperglycémie.

Nombre de médecins, et non des moindres, craignant l'abus d'une autorisation même restreinte, inclinent maintenant encore, comme Dreyfus-Brisac [1], Leduc [2], Arnozan [3] à l'interdiction complète. A côté de ces noms, il semble que nous devrions citer aussi celui de P. Le Gendre. Dans l'article « DIABÈTE » du *Traité de médecine* Charcot-Bouchard, en tête des *Aliments à interdire*, notre savant collègue place, en effet, *les pommes de terre* immédiatement après le pain et les pâtisseries. Mais un peu plus loin, à propos des critiques dont a été l'objet le régime de Bouchardat, il rappelle les analyses de Boussingault et ajoute : « Ainsi la pomme de terre cuite à l'eau ou sous la cendre serait préférable au pain de gluten dans le régime diabétique et constituerait le succédané le plus inoffensif du pain ordinaire à la condition de ne permettre qu'une pomme de terre par repas ». Et il ne faut pas voir là une contradiction, ou du moins elle n'est qu'apparente. Par cette opposition, M. Le Gendre a parfaitement résumé l'opinion actuellement la plus répandue sur ce point de diététique : En principe, proscription des pommes de terre dans le diabète ; en pratique, avec prudence et à titre conditionnel, autorisation

1. *Traité du diabète*, 1894.
2. *Association pour l'avancement des sciences*, Nantes, 1898, in *Gazette médicale de Nantes*.
3. *Traité de Thérapeutique*, 1900, Vol. I, p. 127.
4. Le Gendre, *Diabète sucré*, in *Traité de médecine* Charcot-Bouchard, 2° édit., 1898, Vol. I, p. 554-555.

d'une très petite quantité de ces tubercules pour remplacer le pain de gluten ou le pain ordinaire. A. Robin[1], dans le *Traité de Thérapeutique appliquée*; J. Grasset[2] dans ses *Consultations médicales* avaient déjà donné ce même conseil à peu près sous la même forme[3].

Circonstance à noter, tandis qu'en France quelques-uns se prononcent pour une tolérance relative, en Allemagne, c'est-à-dire dans un pays où ce tubercule fait partie intégrante de tous les repas, on reste partisan de la suppression totale. Ebstein[4] déclare : *Les pommes de terre doivent être absolument éliminées du régime des diabétiques.* Munk et Ewald dans leur *Traité de Diététique*, très répandu, ne sont pas moins catégoriques : « *Les pommes de terre, les châtaignes*, écrivent ces auteurs, *renferment, une quantité telle d'hydrates de carbone que leur usage s'interdit de lui-même* ».

Il est donc permis d'avancer comme nous l'écrivions précédemment, en présence de ces divergences d'opinions : « Il existe une question des pommes de terre dans la thérapie du diabète.[5] »

La fréquence chaque jour croissante de ce grand trouble de la nutrition, la place primordiale que la parmentière occupe dans l'alimentation de l'Europe montrent cependant l'intérêt, la nécessité dirions-nous volontiers d'une solution pratique de cette question. Mais le problème est complexe. D'une part il n'y a pas *un* diabète; ce syndrome se présente sous des formes cliniques très différenciées. D'autre part, la constitution chimique des pommes de terre varie suivant les espèces employées, les modes de culture, le terrain, etc. (A. Girard). Dans quelles limites toutes ces conditions variables peuvent-elles influencer les résultats espérés? Autant de points sur lesquels les renseignements font entièrement défaut ou sont totalement insuffisants. D'où l'incertitude pour le praticien désireux de faire profiter ses malades des suggestions thérapeutiques de la bromatologie, la crainte que l'amélioration souhaitée doive être tentée par des procédés peut-être trop aléatoires et, en fin de compte, l'abstention plus ou moins complète.

A une époque où le diabète devient de plus en plus fréquent dans toutes les classes de la société, il importerait d'être enfin fixé sur le

1. A. Robin, *Traité de Thérapeutiqne appliquée*, 1895, Vol. I, p. 125-131.
2. J. Grasset, *Consultations médicales*, Montpellier, 1894.
3. M. Richardière dans le *Traité de Médecine et de Thérapeutique* de Brouardel et Gilbert, Vol. III, p. 337, 1897; M. Souques, *Manuel de médecine* de Debove et Achard, Vol. II, p. 462, 1897, ont exprimé à leur tour cette même opinion.
4. Cité par Lécorché, *Traitement du diabète sucré*.
5. Mossé, *Bulletin de Thérapeutique*, janvier 1900.

maintien de la prohibition ou sur l'utilisation possible, au cours de cette maladie, d'un aliment aussi répandu que la pomme de terre, et qui, à divers moments de l'année, fait le fond de la nourriture d'une grande partie de la population dans notre pays comme à l'étranger [1].

Aussi la publication de nos premières recherches a-t-elle mérité l'attention des praticiens. Elles apportaient la sanction clinique d'une assertion à laquelle manquait jusque-là, un contrôle méthodique poursuivi pendant un certain temps au lit du malade et au laboratoire. Le présent travail confirme et étend cette sanction. A côté de notre témoignage personnel il en apporte d'autres, émanés de différents observateurs qui viennent l'étayer et prouver que déjà, entre les mains de plusieurs médecins la pomme de terre s'est montrée efficace, comme dans les nôtres, pour diminuer la glycosurie et améliorer le syndrome diabétique.

[1]. D'après une statistique de M. Waldron, citée in *Revue pour tous* (décembre 1899), c'est la pomme de terre qui occupe le premier rang comme objet de consommation dans la nourriture des peuples d'Europe. La moyenne de la consommation *par habitant* serait *annuellement* de 620 kg. en Irlande; 590 en Allemagne; 382 en Hollande; 336 en Suède-Norvège; 317 en France; 301 en Autriche; 110 en Angleterre. Ce dernier chiffre nous montre que le nom de « régime anglais » proposé pour désigner le régime dans lequel la pomme de terre fait partie de l'alimentation quotidienne, à la place du pain, est assez usurpé. Aussi, le désignerons-nous sous le nom de « Régime parmentier », ce qui est plus juste à tous égards.

DEUXIÈME PARTIE

Étude clinique. — Observations et Documents.

CHAPITRE IV

EFFETS DE LA SUBSTITUTION DE LA POMME DE TERRE AU PAIN A DOSES SUFFISANTES POUR MAINTENIR L'ÉQUIVALENCE DE LA RATION ALIMENTAIRE.

Nos premiers essais ont été tentés chez des sujets atteints de diabète arthritique avéré, d'intensité moyenne, chez lesquels on enregistrait avec d'autres accidents caractéristiques, une excrétion de sucre s'élevant à 100-120 grammes, parfois davantage, dans la journée.

Les bons résultats obtenus nous ont conduit à essayer de faire profiter de ce régime deux diabétiques maigres, en surveillant chaque jour les effets produits. Et nous avons constaté une amélioration rapide, accentuée du syndrome urologique et des accidents liés à l'hyperglycémie (*soif, état de fatigue, sécheresse de la bouche*, etc.). Toutes proportions gardées, le mieux-être général était plus grand, plus manifeste que dans les diabètes arthritiques.

La diminution de la soif coïncidant avec une diminution de la polyurie et de la glycosurie, après ingestion d'une dose quotidienne de pommes de terre de 1000 à 1500 grammes ou plus, était bien faite pour causer la surprise. Bouchardat[1], dans son remarquable ouvrage, n'avait-il pas maintenu pour les *diabétiques fortement atteints*, les propositions énoncées par lui depuis de longues années : « La théorie que je viens d'exposer (nécessité d'ingérer

---

1. Bouchardat, *Traité du diabète*, p. 144-150.

sept parties d'eau pour que *une* partie d'amidon soit transformée en glycose par les diastases du tube digestif) est appuyée sur tant de faits, sur tant d'expériences variées de toutes les manières que je regarde les deux propositions suivantes comme l'expression exacte de la vérité :

« 1° Chez les diabétiques *fortement atteints*, la soif est en raison directe des aliments sucrés ou féculents qu'ils prennent;

« 2° La proportion de glycose contenue dans les urines est chez eux dans un rapport constant avec la proportion des aliments féculents ou sucrés. »

Et cependant les faits étaient là, indiscutables. Dès le lendemain ou le jour même de l'instauration du régime aux pommes de terre chez nos deux diabétiques maigres, — qui antérieurement ne se privaient pas de pain il est vrai, — la soif diminuait beaucoup et la sensation de sécheresse de la gorge s'atténuait considérablement, à la grande satisfaction des malades. Quant à la diminution de la diurèse et de la glycosurie, les graphiques que nous mettons sous les yeux du lecteur permettent d'en apprécier l'importance. Le retour au régime du pain ramenait les phénomènes inverses. Les tracés qui accompagnent nos observations traduisent avec une frappante netteté la succession des modifications du syndrome urinaire correspondant à chaque changement de régime.

Au début nous avons donné les pommes de terre avec une grande circonspection après avoir supprimé le pain. La quantité n'était pas fixée d'avance. Notre premier malade chez qui nous voulions tâter la susceptibilité des voies digestives et mesurer « *l'équation personnelle d'utilisation des féculents* », pour emprunter l'expression de Bouchardat, devait manger à sa faim, à chaque repas, en guise de pain, 2, 3, 4 pommes de terre cuites au four ou à l'étouffée. C'est sous cette forme que nous avons presque toujours donné la parmentière. Exceptionnellement elle a été prise bouillie.

Les résultats méthodiquement surveillés furent bons et encourageants. (Voir l'observation I.)

Il semblait probable d'après ce premier fait, que la parmentière pouvait être non seulement autorisée comme aliment accidentel, mais encore conseillée pendant plusieurs jours consécutifs à la place du pain, bien entendu sous la réserve d'une surveillance toujours éveillée.

Ces succès nous incitaient à chercher désormais à maintenir si possible, au moyen des parmentières, la ration alimentaire représentée par le pain supprimé. A cet effet nous avons pris comme taux, l'évaluation généralement acceptée et tout récemment encore donnée par M. Balland que 3 kilogrammes de pommes de terre contiennent en matières azotées et amylacées l'équivalent d'un kilogramme de pain blanc ordinaire [1]. *Cette évaluation suffisamment approchée pour les substances albuminoïdes est un peu trop élevée,* — nous le démontrerons plus loin, — *pour les hydrates de carbone.* Cependant elle est commode pour les calculs rapides et communément usitée en bromatologie. Comme point de repère, il nous suffira pour le moment de donner ici la composition centésimale comparée du pain et des parmentières d'après Boussingault et Balland. Nous reviendrons sur ce sujet avec les détails qu'il comporte (voir chap. ix). Il est nécessaire de connaître la matière médicale et la posologie pour appliquer la thérapeutique; il est nécessaire d'avoir au moins quelques notions sur la composition d'un aliment, sur les modifications que lui fait subir la « chimie culinaire », enfin sur son pouvoir nutritif pour l'utiliser dans le régime des malades.

COMPOSITION CENTÉSIMALE COMPARÉE DU PAIN ET DES POMMES DE TERRE

	Eau.	Albumi- noïdes.	Graisses.	Hydrates de carbone.	Sels.
Pain des boulangers de Paris (Boussingault).	36,5	7	0,2	55,3	1
Pommes de terre.......... (id.).	73	2,80	0,2	23,2	0,8
Pommes de terre (Balland)...............	74,35	2,13	0,09	22,72	0,81

Comme on le voit d'après ces chiffres, le pain introduit beaucoup moins d'eau (2 fois moins approximativement) et beaucoup plus de fécule (2 fois et demie plus environ) que la parmentière, à poids égal. Ce sont les deux éléments auxquels on pense tout d'abord parce qu'ils constituent la majeure partie du pain et des pommes de terre, habituel complément de la nourriture ordinaire de l'Européen. Mais ces aliments introduisent aussi des albumines, de la graisse et des sels. Il y a à peu près 1 p. 100 de sels dans un même poids de pain ou de pommes de terre; il importe donc de savoir quels sont ces sels et substances minérales. En effet, si en prescrivant un poids de pommes de terre 3 fois supérieur à celui du pain, on maintient de façon très approximative la ration primitive en albuminoïdes et hydro-carbonés, on *donne 6 fois plus d'eau,* ce qui ne peut être que très utile dans le diabète et *trois fois plus de sels ou substances minérales.*

1. Cf. Balland, *C. R. Acad. des Sciences,* 1897, t. CXXV, p. 129. — Mossé, *Ve Congrès français de médecine,* Lille, 1899 et *Bull. Thérapeutique,* janvier 1900.

Ceci ne saurait être indifférent car les cendres des pommes de terre contiennent une notable quantité de potasse. *Cette circonstance, à peu près complètement passée sous silence par les auteurs, nous semble la condition principale de l'action favorable des parmentières dans le syndrome diabète.* Dans la plupart des cas, en effet, celui-ci se trouve-associé aux dyscrasies acides, relève des perturbations morbides par ralentissement de la nutrition contre lesquelles la potasse présente une réelle utilité et doit même souvent être préférée à la soude (Bouchard)[1].

Mais avant d'aborder la théorie il faut exposer les faits que nous avons pu réunir. Nous les grouperons dans l'ordre suivant :

1° Diabète arthritique, constitutionnel;

2° Diabète maigre (pancréatique);

3° Diabète nerveux ou de cause indéterminée;

4° Complications chirurgicales du diabète;

5° Diabète et albuminurie.

Afin de permettre de saisir d'un coup d'œil la modification des principaux éléments du syndrome urinaire sous l'influence des changements de régime nous avons dressé pour chacun des malades en observation dans nos salles un graphique dans lequel sont juxtaposées les courbes des variations nychthémérales : 1° du volume des urines; 2° de leur densité; 3° du sucre; 4° de l'urée; plus rarement de l'acide phosphorique. Ces graphiques présentés comme documents à l'appui de notre thèse accompagnent les observations recueillies dans notre Clinique. Quelques-uns beaucoup trop étendus pour être reproduits en entier dans cet ouvrage, ont été considérablement réduits.

§ I. — DIABÈTE ARTHRITIQUE

OBSERVATION I[2]. (Graphique n° 1.) — *Diabète arthritique d'intensité moyenne. — Substitution des pommes de terre (environ 700 à 900 grammes par jour) au pain (400 grammes par jour). Diminution de la soif. Amélioration du syndrome urologique et de l'état général. Augmentation de la glycosurie par le retour au régime du pain. Contre-épreuve. Résultats concordants.* — (Résumée d'après les notes cliniques recueillies par M. Paisseran, externe du service.)

J. J..., cinquante-cinq ans, ménagère. Entrée le 21 mai 1897 à l'Hôtel-Dieu, salle Saint-Joseph, n° 4.

1. *Maladies par ralentissement de la nutrition*, p. 66.
2. Communiquée au *Congrès de l'A. F. A. S.*, Nantes, 1898.

Graphique des modifications des principaux éléments du syndrome urinaire de la malade de l'Obs. I, sous l'influence du régime au pain et du régime aux pommes de terre.

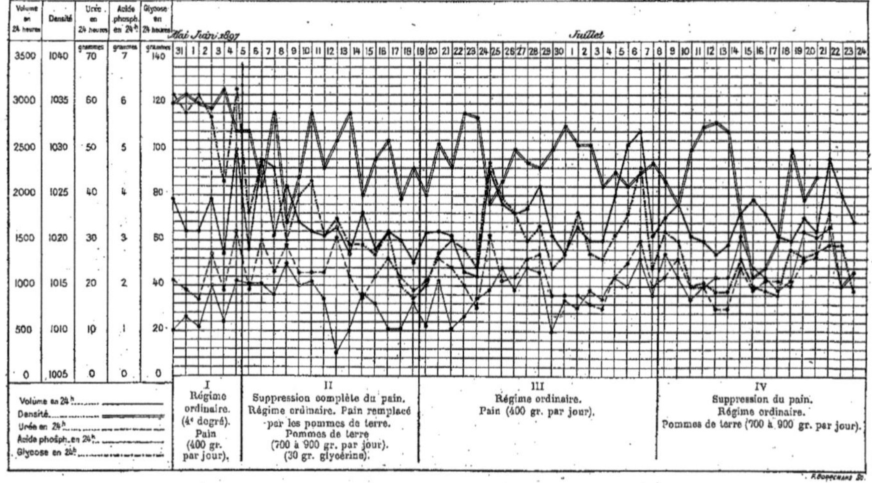

Graphique 1.

Taille un peu au-dessous de la moyenne. Tempérament neuro-arthritique. Il y a cinq ans, à l'époque de la ménopause, a constaté que l'urine laissait des taches blanches sur le linge. Grande lassitude après le moindre effort; dyspnée intermittente. Glycosurie décelée par l'analyse il y a deux ans.

Appétit très bien conservé sans exagération. Soif intense; sécheresse de la bouche et de la langue. Dents déchaussées; gencives ramollies. Pas de trouble des fonctions digestives. Prurit génital. Lassitude générale. Tendances marquées à l'assoupissement et au sommeil. Glycosurie abondante. Pas d'albuminurie.

EFFETS COMPARÉS DU RÉGIME AU PAIN ET DU RÉGIME AUX POMMES DE TERRE.

Ire *Période : Régime ordinaire au pain* (400 grammes par jour). Du 30 mai au 6 juin la malade n'est soumise à *aucun traitement ou régime alimentaire spécial, afin de laisser se révéler l'allure propre de l'excrétion urinaire et celle des autres symptômes diabétiques.* Alimentation mixte 4e degré, c'est-à-dire le maximum du régime ordinaire accordé à l'hôpital [1].

A partir du 2 juin, suppression des petits pois compris à cette époque de l'année assez fréquemment parmi les légumes distribués aux malades. Durant cette période, la diurèse atteint en moyenne en 24 heures 1950 cc.; la densité 1035; l'urée 22 gr. 60; le sucre [2], 115 grammes. Le graphique indique comme chiffres extrêmes des variations de la glycosurie : 85 grammes et 126 grammes.

IIe *Période* (5-19 juin) : *Suppression du pain remplacé pendant 2 semaines par des pommes de terre cuites au four.* (Environ 700 à 900 grammes dans la journée.) Pas de médicaments. 30 grammes de glycérine neutre par jour. Même régime général en dehors de ces modifications.

Cette substitution parfaitement supportée est suivie d'une amélioration manifeste des principaux éléments du syndrome urinaire. La quantité de

---

1. Le 4e degré du régime alimentaire, à l'Hôtel-Dieu de Toulouse, comprend officiellement : *pour les hommes : 480 grammes de pain*, 48 centilitres de vin; *pour les femmes : 400 grammes de pain*, 36 centilitres de vin; et pour les hommes comme pour les femmes : 1° une soupe maigre (30 centilitres) avant la visite; 2° un repas du matin composé de viande rôtie ou abats, 120 grammes, ou bouilli accommodé, 90 grammes; légumes secs, 15 centilitres, ou deux œufs accommodés; 3° un repas du soir, composé de soupe grasse (30 centilitres), viande bouillie, 120 grammes, ou poisson, 160 grammes; légumes frais, 16 centilitres, ou pommes de terre, 24 centilitres, ou riz gras ou au lait, 20 centilitres. (Extrait du règlement inscrit sur le cahier de visite.)

2. Le sucre a presque toujours été dosé au polarimètre; ce n'est que dans nos observations les plus récentes et lorsque l'excrétion de sucre tombait à un chiffre assez faible que nous avons fréquemment ou régulièrement employé la liqueur de Fehling. Comme le remarque avec raison M. Lépine, dans ses derniers travaux, il serait à désirer que l'on pût employer comparativement le polarimètre et la liqueur de Fehling. Nous avons suivi quelquefois ce précepte qui évidemment doit être recommandé si on veut obtenir une rigueur scientifique plus grande que celle dont se contente ordinairement la Clinique.

glycose fléchit de façon évidente, tombe comme moyenne à 67 gr. 3 par jour, la densité à 1029; la diurèse est un peu moindre : 1635 cc. L'urée reste à peu près au même niveau : 23 gr. 23. Ces chiffres qui représentent les moyennes nychthémérales permettent d'apprécier par comparaison avec ceux de la période précédente les résultats favorables de l'alimentation aux parmentières. Le graphique montre que la ligne d'excrétion du sucre tombe brusquement le 1er jour à 72 grammes (elle était la veille à 126 gr.), se relève légèrement le lendemain et subit ensuite une défervescence progressive qui abaisse son niveau à 37 grammes dans le nychthémère du 18-19 juin.

IIIe *Période.* — A titre de contre-épreuve l'expérience est recommencée. Sans transition *on reprend le régime ordinaire au pain (4e degré) pendant 3 semaines* (19 jours consécutifs : du 19 juin au 8 juillet).

Le mouvement de décroissance de la glycosurie s'arrête et fait place à un mouvement ascensionnel avec certaines irrégularités. Dans son ensemble la courbe de la glycosurie remonte, mais n'atteint pas le niveau occupé dans la première période. La moyenne nychthémérale de l'excrétion urinaire pendant cette nouvelle phase est représentée par les chiffres suivants : Volume : 1770 cc. Densité : 1028,8. Urée : 22 gr. 30. Glycose : 62 gr. 7.

IVe *Période* (8-24 juillet). — Pour la deuxième fois, *substitution des pommes de terre au pain complètement supprimé.* 700 à 900 grammes environ de parmentières par jour. Même régime général. Pas de médicaments.

Cette fois encore la diminution de la glycosurie succède à cette substitution et, plus régulière que précédemment, oscille entre 48 et 63 grammes comme chiffres extrêmes. La courbe de la diurèse et celle de la densité sont un peu plus mouvementées. L'excrétion uréique n'est pas sensiblement modifiée.

Pendant cette 4e période les moyennes quotidiennes sont représentées par les chiffres suivants : Volume : 1725 cc. Densité : 1025. Urée : 22 gr. 55. Glycose : 53 gr. 50.

Dans le tableau suivant sont résumées les moyennes nychthémétales des principaux éléments du syndrome urinaire pendant les 4 périodes d'essai couplées deux à deux.

RÉGIME	DURÉE	VOLUME	DENSITÉ	URÉE	GLYCOSE
I. Pain (400 gr. p. jour).	30 mai-5 juin..	1950 cc.	1034,8	22 gr. 6	115 gr.
II. Pommes de terre (par jour 700 à 900 gr.).	5-19 juin	1635 cc.	1029	23 2	67 3
III. Pain (par jour 400 gr.)	19 juin-8 juillet.	1770 cc.	1028,8	22 3	62 7
IV. Pommes de terre (par jour 700 à 900 gr...	8-24 juillet	1725 cc.	1025	22 5	53 5

Chaque contre-épreuve confirme donc avec régularité les résultats obtenus dans le premier temps de l'expérience. A deux reprises la substitution des pommes de terre au pain fait sensiblement baisser l'excrétion du sucre et la densité des urines. La diminution de la glycosurie est de 48 grammes en moyenne par jour au premier essai (différence de 115 grammes à 67 gr. 3); de 9 gr. 2 en moyenne par jour au 2e essai. Dans la IIIe période quand, après quinze jours de régime parmentier, nous reprenons l'alimentation ordinaire au pain pendant trois semaines, la moyenne nychthémérale de la glycosurie fléchit légèrement (de 4 gr. 6) par rapport à celle de la période précédente. On ne saurait dire cependant que le pain a diminué la glycosurie. L'examen du graphique s'opposerait à cette interprétation. La lecture du tracé montre que l'amélioration obtenue pendant la période des parmentières se continue d'abord pendant les premiers jours du régime au pain, mais bientôt la courbe de la glycosurie remonte et malgré ses oscillations reste dans l'ensemble au-dessus du niveau occupé pendant les derniers jours du régime aux pommes de terre.

Cette particularité mérite d'être relevée. L'amélioration acquise pendant le régime aux pommes de terre a paru d'ailleurs, dans plusieurs cas comme dans celui-ci, ne pas se perdre brusquement dès que l'on passe à l'alimentation au pain. Il semble, dans ces conditions, se produire un phénomène analogue à celui qui a été signalé par Naunyn, après une période de restriction des hydrates de carbone.

Le chiffre de l'urée n'a pas sensiblement varié [1].

L'état général s'est progressivement amélioré depuis le moment de l'entrée de la malade jusqu'à l'époque de sa sortie (5 août 1897). En même temps que les forces l'état moral s'était aussi relevé. A signaler simplement quelques douleurs passagères dans les reins, les membres inférieurs, combattues par le régime et les bains sulfureux. Mme J*** déjà plusieurs jours avant de quitter l'hôpital se montrait très heureuse de ce mieux-être général, sensible pour elle par un retour de l'énergie et une résistance à la fatigue dont elle ne se sentait plus capable depuis longtemps [2].

1. Dans cette observation et dans les deux suivantes, nous avons été aidé pour l'étude de l'excrétion urinaire par M. Bonhoure, étudiant en pharmacie attaché au laboratoire des Cliniques. M. Rouquette, ancien pharmacien, stagiaire de notre Clinique, nous a souvent prêté son concours pour les dosages saccharimétriques.

2. Au mois de novembre 1901, alors que notre premier mémoire présenté à l'Académie de médecine était presque complètement terminé, J***, dans l'espoir d'obtenir une amélioration semblable à celle qui avait marqué son séjour à

Bien que l'étude de ce fait parût probante, il ne s'agissait là que d'une observation isolée dont il était prudent de ne pas exagérer la portée. D'où les réflexions qui terminaient notre communication au Congrès de Nantes :

« En résumé le sucre a diminué à la suite de l'administration des pommes de terre. En serait-il toujours ainsi? On ne saurait tirer des conclusions générales de ce fait particulier dont l'intérêt résulte surtout des conditions et de la durée de l'observation. On ne saurait oublier non plus que les diverses espèces de pommes de terre consommées dans l'alimentation peuvent présenter des différences dans les proportions relatives de leurs éléments constitutifs (eau, matières amylacées, matières azotées, etc.). Les résultats pourraient donc se trouver modifiés chez d'autres diabétiques. Peut-être aussi pourraient-ils varier encore suivant les espèces de pommes de terre employées. »

A peine avions-nous fait connaître ces premiers résultats qu'une autre diabétique, à peu près de l'âge de la précédente, atteinte comme elle d'un diabète arthritique de moyenne intensité, négligé, se présentait à notre consultation externe et demandait à être hospitalisée. L'occasion attendue de poursuivre l'étude commencée s'offrait ainsi à nous, et dans des conditions favorables. En effet, malgré les particularités donnant à chacun de ces cas une physionomie personnelle, plusieurs éléments communs (âge, sexe du sujet, variété, degré de gravité du diabète) faisaient jusqu'à un certain point les deux observations comparables.

notre Clinique, fait solliciter son admission dans nos salles. Elle est reçue salle Saint-Joseph, n° 4. Depuis quatre ans et demi environ, J*** s'est plus ou moins régulièrement soignée, a souvent été souffrante, ne s'est pas mise spontanément au régime des pommes de terre, croit n'avoir pas cessé d'avoir du sucre et a continué à manger du pain comme d'habitude. Actuellement, la faiblesse, la lassitude générale deviennent de plus en plus accentuées. Depuis quelque temps la malade tousse, maigrit. L'auscultation fait constater l'existence d'une petite excavation du poumon gauche. Signes de ramollissement au sommet du poumon droit. Bacilles de Koch dans l'expectoration. Glycosurie. Pas d'albumine. Appétit et état général mauvais.

En présence de cette débilité de l'appétit, de cet état général menaçant et de la nécessité de sauvegarder autant que possible les fonctions digestives déjà défaillantes, nous n'avons pas cru utile de soumettre la malade au régime parmentier. Nous avons cherché à l'alimenter avec des aliments très nutritifs et alibiles (œufs, jus de viande, viande, etc.). J*** a quitté la Clinique après un séjour de trois semaines. La lésion pulmonaire avait progressé.

Au mois d'août 1902, J*** arrivée au dernier terme de la phtisie pulmonaire, entre de nouveau, salle Saint-Joseph et ne tarde pas à succomber. La glycosurie avait presque complètement disparu dans cette période finale de la phtisie.

Toutefois, chez notre nouvelle malade, l'existence de troubles divers (indigestion, coliques, diarrhée) survenus quelques jours après l'entrée, retarda le moment où il fut possible de fixer, pendant une période de tranquillité suffisante, l'allure propre du syndrome urologique en dehors de tout régime alimentaire spécial et de toute thérapeutique.

Ceci exposé, voici la relation clinique, résumée d'après les notes recueillies par M. Pouech, externe du service.

OBS. II [1]. (Graphique n° 2.) — *Diabète arthritique d'intensité moyenne. Substitution des pommes de terre au pain (à la dose de 1500 à 1600 grammes par jour). — Amélioration de l'état général; atténuation de névralgies tenaces. Disparition de l'insomnie. Diminution de la glycosurie. — Retour au régime du pain : augmentation du sucre et de la diurèse.*

B..., Marie, ménagère, cinquante-cinq ans, entrée le 13 octobre 1898, salle Saint-Joseph, à l'Hôtel-Dieu de Toulouse, sortie le 14 janvier 1899.

Rien de bien particulier dans les antécédents héréditaires.

Antécédents personnels : bonne santé habituelle jusqu'à l'âge de cinquante ans. Pas de maladie, sauf une angine à dix-huit ans. Très impressionnable; se met souvent en colère, rit, pleure souvent sans motifs, mais n'a jamais eu d'attaques de nerfs. Était d'assez forte corpulence.

Début de la maladie actuelle. — Il y a cinq ans, sérieux chagrins de famille qui amènent la tristesse et des privations. A cette époque, prurit vulvaire assez intense. Environ deux ans après, B.... constate, non sans surprise car elle a gardé un excellent appétit, — « je mangeais même plus qu'auparavant, dit-elle », — qu'elle maigrit beaucoup et perd ses forces. Elle a continuellement soif, urine souvent et très abondamment. Auparavant elle ne se levait jamais la nuit, bientôt elle est obligée de se lever quatre à cinq fois pour uriner et pour boire. A ces phénomènes cardinaux du diabète (polyurie, polydipsie, polyphagie, émaciation, diminution de résistance à la fatigue) de jour en jour plus marqués, sont venus se joindre d'autres symptômes : affaiblissement de la vue, gingivite expulsive, chute des dents sans carie, enfin depuis un mois, des douleurs sourdes, continues, irradiées de l'épaule dans tout le bras gauche, qui s'exaspèrent pendant la nuit et empêchent le sommeil. Épuisée par la fatigue et l'insomnie, B... se décide à demander son admission à l'Hôtel-Dieu, le 13 octobre 1898.

État au moment de l'entrée. — Malade de taille au-dessus de la moyenne, sans aucun embonpoint. Poids actuel 58 kilogrammes; aurait beaucoup diminué depuis deux ou trois ans. Chairs et parois abdominales flasques. Traces d'un vésicatoire récemment appliqué sur l'épaule gauche, *motu pro-*

1. Observation communiquée au *V° Congrès français de médecine*, Lille, juillet 1899; voir *C. R. du Congrès*, p. 746 et *Bulletin de thérapeutique*, janvier 1900, CXXXIX, p. 43.

prio, dans le but de combattre la névralgie rebelle dont le membre gauche est le siège.

Impérieuse sensation de soif, bouche toujours sèche. Plusieurs dents manquent, les autres sont déchaussées, ébranlées; appétit conservé.

Foie de volume normal, non douloureux à la pression.

Pancréas : pas de douleurs provoquées ou spontanées, pas de tumeur ni autres symptômes à noter dans la région de cet organe.

Cœur : retentissement du second bruit à la base.

Artères : induration des radiales. Temporale apparente, flexueuse; en résumé, signes d'artério-sclérose de moyen degré.

Doigts : nodosités de Bouchard et déformation des phalangettes.

Urines abondantes; l'échantillon recueilli le jour de l'entrée est pâle, trouble, acide, sans albumine, contient une forte proportion de sucre (70 grammes par litre).

Traitement. — Régime ordinaire mixte, 4e degré. En plus, 150 centilitres de vin de Bordeaux et tisane *ad libitum*. Pas de traitement médicamenteux, sauf quelques frictions au salicylate de méthyle (15 à 20 gouttes par jour) sur l'épaule et le bras gauche; celles-ci soulagent la douleur sans la faire disparaître.

Du 15 au 20 octobre, la diurèse oscille entre 2 000 et 2 800 centimètres cubes, le sucre entre 170 et 172 grammes dans les vingt-quatre heures [1].

Du 22 au 26, coliques, diarrhée, qui cèdent sous l'influence du sous-nitrate de bismuth. Du 31 octobre au 2 novembre, nouveaux accidents du même genre, indigestion.

Malgré ces troubles digestifs passagers, l'état général paraît s'améliorer, — le poids augmente, mais la perturbation qu'ils provoquent oblige à interrompre l'observation urologique [2]. Une fois les accidents définitivement disparus, c'est-à-dire vers la fin de la première semaine de novembre, l'étude de l'excrétion urinaire se présentait dans de meilleures conditions.

1. Pour l'analyse de l'excrétion urinaire dont l'étude a été pratiquée régulièrement tous les jours, sauf quelques rares exceptions pendant toute la durée du séjour de la malade (14 octobre-15 janvier), nous avons eu la collaboration de M. Rouquette, pharmacien honoraire, attaché comme stagiaire à notre Clinique. M. Bonhoure, élève du laboratoire de chimie des cliniques, nous a souvent prêté son concours pour le dosage du sucre au saccharimètre Les résultats de chaque nychthémère (volume, réaction, densité, urée, acide phosphorique, chlorures, glucose) ont été détaillés dans un tableau publié à la suite de l'observation. Dans la relation clinique, nous ne ferons donc que rappeler quelques-uns de ces chiffres en les groupant de façon à montrer les variations des phénomènes qu'ils traduisent. La recherche de l'albumine ayant toujours amené un résultat négatif, nous n'avons pas fait mention de cet élément dans le tableau.

2. A titre de renseignement, les résultats de ces analyses ont été enregistrés dans les tableaux et graphiques publiés dans le *Bulletin de Thérapeutique* et les *C. R. du IVᵉ Congrès de médecine*. Le lecteur peut les consulter pour plus de détails. Ici nous avons supprimé les tableaux de chiffres et reproduisons le graphique à partir du 10 novembre seulement, c'est-à-dire à partir de la période d'essai précédant l'instauration du régime parmentier.

Toutefois, pour plus de précaution, nous ne faisons commencer la période destinée à servir de repère, que le 10 novembre seulement, c'est-à-dire après plusieurs jours d'un calme complet.

I. — *I*ʳᵉ *Période : Du 10 novembre au 8 décembre. — Régime ordinaire au pain* (400 gr. par jour). — La malade est tenue en observation sans traitement au régime alimentaire spécial, afin de laisser se révéler l'allure propre du syndrome urinaire et celle des autres symptômes dans ce cas particulier. Alimentation mixte, 4ᵉ degré. Pendant toute cette période l'état général se maintient relativement bon. Aucun accident à signaler. Sous l'influence du repos et d'une alimentation plus substantielle que celle qu'elle avait au dehors, B... a gagné progressivement 3 kilogrammes depuis son admission à la Clinique. Les douleurs dans l'épaule et le bras gauche persistent toujours; atténuées par les frictions de salicylate, elles se font encore sentir la nuit et troublent de temps en temps le repos. La soif reste à peu près aussi grande qu'au début.

Pendant cette première phase de l'observation le volume des urines d'un nychtémère oscille de 2 000 à 3 000 centimètres cubes, d'ordinaire très voisin de 2 500 centimètres cubes; la densité de 1 020 à 1 032, habituellement voisine de 1 030; l'urée de 25 à 45 grammes; les chlorures de 16 à 32 grammes; l'acide phosphorique de 0 gr. 75 à 2 gr. 94; le sucre de 60 à 130 grammes, le plus souvent au voisinage de 100 grammes. Du 1ᵉʳ au 8 décembre, c'est-à-dire pendant le dernier septenaire, la quantité de glycose éliminée en vingt-quatre heures atteint en moyenne 109 grammes par jour.

II. — *8 décembre 1898-8 janvier 1899. — Substitution des pommes de terre* (1 500 à 1 600 gr. par jour) *au pain complètement supprimé.* — A la place du pain brusquement éliminé de l'alimentation, on donne à chaque repas une ration de pommes de terre cuites au four et pesant environ 700 à 800 grammes à l'état cru. *Notre diabétique ingère donc chaque jour approximativement 1 kilogr. 500 de pommes de terre au lieu et place du pain ordinaire. Ce qui revient à dire qu'elle absorbe une ration de féculents et de matières albuminoïdes au moins équivalente et même supérieure à celle antérieurement fournie par le pain supprimé.* En dehors de ce changement essentiel, le régime reste le même que dans la période précédente, avec cette particularité que la malade est autorisée à recevoir, au moment de la distribution des aliments, une portion plus copieuse de féculents faisant habituellement partie de l'ordinaire du matin (purée de pommes de terre, de pois, haricots), au cas où la faim se ferait sentir plus que par le passé, en raison de la suppression du pain.

Pendant cette seconde phase de l'expérience, la *proportion d'urine et de sucre devient inférieure à celle de la période précédente.* La différence est surtout sensible pendant les deux premières semaines du 8 au 22 décembre. Dès le jour du changement de régime le sucre tombe à 41 gr. 40, la den-

Influence comparée du régime du pain et du régime parmentier sur le syndrome urinaire dans un cas de diabète constitutionnel. (Obs. II.)

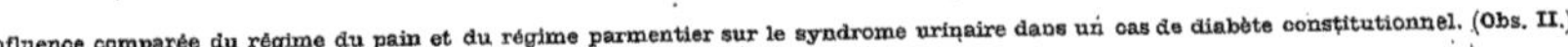

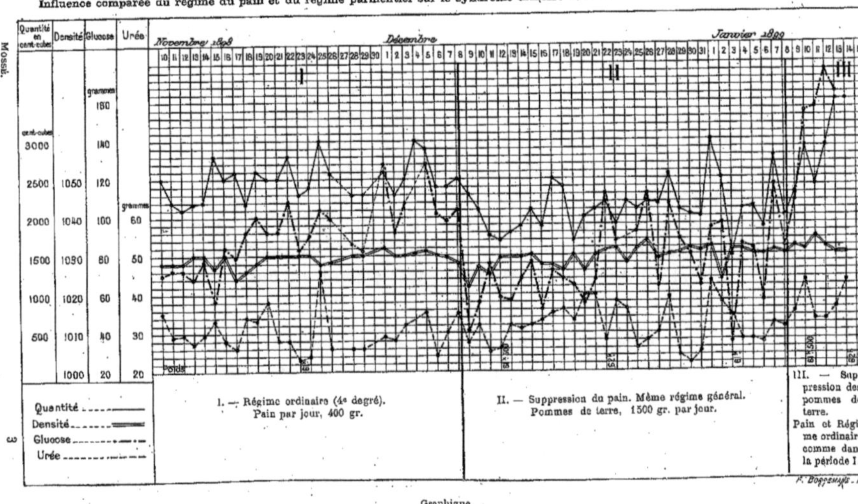

I. — Régime ordinaire (4e degré).
Pain par jour, 400 gr.

II. — Suppression du pain. Même régime général.
Pommes de terre, 1500 gr. par jour.

III. — Suppression des pommes de terre.
Pain et Régime ordinaire comme dans la période I.

F. Borremans. Sc

Graphique .

sité à 1 022 ; le volume de l'urine, l'excrétion de l'urée et de l'acide phosphorique subissent une diminution moindre. Le taux des chlorures reste
sensiblement le même que la veille. Les jours suivants, la diurèse oscille
entre 1 600 et 2 500 centimètres cubes ; la densité varie de 1 025 à 1 030,
l'excrétion des chlorures se tient entre 9 et 19 grammes. Quant à l'élimination du sucre, du 8 au 22 décembre elle est seulement de 63 grammes
en moyenne par nychthémère ; chose digne de remarque, l'excrétion
uréique ne subit pas une diminution parallèle à celle des autres éléments ;
elle reste relativement stationnaire avec tendance au relèvement du chiffre
moyen comparé à celui de la période précédente. L'allure et l'étendue des
variations des divers éléments du syndrome urologique sont rendues sensibles par les courbes du graphique joint à l'observation.

Pendant la seconde quinzaine du mois (22 décembre-8 janvier), l'amélioration persiste encore, mais à un degré moindre ; les courbes se relèvent
tout en restant au-dessous du niveau occupé pendant la période où la
malade mangeait du pain. De plus, la courbe de la glycosurie devient assez
régulière, surtout dans les derniers jours.

L'état général, pendant toute la période du régime parmentier a été
satisfaisant. Les douleurs s'atténuent et permettent de diminuer d'abord,
puis de supprimer les frictions au salicylate de méthyle. Le 20 décembre,
B... dit avoir bien dormi et « passé une bonne nuit, comme elle n'en avait
plus depuis bien longtemps ».

*Cette diminution des douleurs coïncidant avec le fléchissement marqué de la
glycosurie laisse penser que ces deux phénomènes sont corrélatifs d'une diminution de la glycosurie réalisée sous l'influence du changement de régime,
c'est-à-dire depuis la substitution des parmentières au pain.*

Le 22 décembre on enregistre une nouvelle augmentation de poids (62 kilogr.) qui porte à 4 kilogr. le gain obtenu depuis l'entrée de B... à l'hôpital.

III. — *8-15 janvier 1899. — A titre de contre-épreuve, on supprime les
pommes de terre, et l'on rend à la malade le régime alimentaire de la
1ʳᵉ période (400 gr. de pain par jour).* — Aussitôt, la diurèse et la glycosurie augmentent. Du 9 au 14 janvier la première s'élève à 3 000-3 500 centimètres cubes, le sucre remonte à 150-175 grammes, niveau atteint seulement
dans les premiers jours de l'entrée à l'hôpital. Sur le graphique, les deux
courbes se relèvent rapidement et de façon progressive pendant ce septenaire. La première phase de la contre-épreuve confirme donc pleinement
les résultats acquis.

— Le 15 janvier la malade demande son *exeat*. Son départ empêche de
vérifier si la deuxième phase de la contre-épreuve (retour au régime parmentier) aurait encore provoqué les résultats favorables enregistrés pendant la période B, alors que le régime comprenait chaque jour trois livres
de pommes de terre à la place des 400 grammes de pain.

Quoi qu'il en soit, ce nouveau fait méthodiquement étudié, corroborait
dans son ensemble, commé dans chacune de ses périodes, les résultats

favorables constatés chez notre première malade. Bien plus, ici ce n'est point seulement le syndrome urinaire diabétique qui a été amélioré; une névralgie tenace et l'insomnie ont éprouvé une atténuation que l'on pourrait dire parallèle à celle de la glycosurie.

Ainsi notre seconde malade a pu ingérer chaque jour pendant tout un mois, sans aucun inconvénient mais bien avec réel avantage, une dose de 1 500 à 1 600 grammes de pommes de terre contenant plus de matières féculentes et azotées que les 400 grammes de pain supprimés. Cette substitution parfaitement supportée a été d'abord suivie d'une amélioration manifeste du syndrome urologique, puis de l'atténuation ou de la disparition de douleurs tenaces jusque-là (névralgie de l'épaule et du bras) et de l'insomnie. Chez les diabétiques ce genre de douleurs révèle, on le sait, l'existence de névrites rebelles à l'action des antinévralgiques usuels et que parviennent d'ordinaire à calmer les seuls médicaments capables d'exercer une influence favorable sur l'hyperglycémie.

Ces heureux résultats de notre observation II, cliniquement très comparable nous l'avons fait remarquer à l'observation I, faisaient plus que confirmer par leur complète concordance, les résultats déjà très favorables obtenus au cours de celle-ci. Ils apportaient un complément à notre première communication en faveur du régime parmentier. On ne pouvait en effet refuser de voir un commencement de preuve dans le rapprochement de ces deux faits patiemment étudiés, au lit du malade comme au laboratoire, et offrant la garantie d'une contre-épreuve. Si leur ensemble ne constituait pas encore un faisceau de preuves suffisantes pour autoriser des conclusions générales, il nous conduisait du moins à persévérer avec prudence et sous la réserve d'une attention toujours éveillée, dans la voie des recherches où nous étions engagé. Il nous autorisait aussi, sous la réserve de ce que pourraient apprendre les nouvelles expériences de contrôle, à formuler comme conclusion la proposition suivante :

« Dans certains cas de diabète de moyenne intensité, particulièrement dans le diabète arthritique, les pommes de terre peuvent être non seulement autorisées, mais elles peuvent être avantageusement conseillées, à doses suffisantes pour remplacer le pain ordinaire, pendant une période plus ou moins longue. »

Dans les commentaires de l'observation I nous avons signalé l'utilité qu'il y aurait, lors de nouvelles recherches, à être fixé sur les différences de composition des pommes de terre ingérées par les diabétiques. Les diverses espèces et variétés de parmentières présentent, en effet des différences sensibles de composition chimique. Dans quelles limites ces variations des principes importants (eau, fécule, etc.), étaient-elles susceptibles d'osciller suivant les espèces employées et d'influencer les résultats poursuivis, espérés?

Placé en face de cette question difficile nous avons cherché, au moment d'instituer le régime parmentier chez notre seconde diabétique, quelques éclaircissements scientifiques et pratiques sur ce point du problème. Afin de prévenir les objections que cette difficulté, inhérente au sujet étudié, doit éveiller dans l'esprit nous fournirons dès maintenant quelques renseignements préliminaires. Dans le chapitre consacré à la Bromatologie de la pomme de terre, on trouvera des documents et renseignements plus détaillés.

Si en théorie, il paraît relativement aisé de recommander aux diabétiques de s'en tenir à un même genre de pommes de terre, dans la pratique, la chose est beaucoup moins facile. En effet non seulement les espèces de pommes de terre alimentaires sont très nombreuses[1], mais les espèces ou variétés une fois arrivées des régions d'origine, sont souvent mélangées avant d'être envoyées sur le marché ou dans les hôpitaux. Ce sont là des errements ordinaires surtout quand il s'agit de tubercules de grosseur moyenne, séparés en groupes par les fournisseurs bien plutôt d'après leur volume — condition principale de leur valeur marchande — que d'après leur espèce ou variété. C'était ce qui s'était produit pour les pommes de terre distribuées à notre malade. Nous avons prié notre confrère M. le Dr Audiguier, membre de la Société d'Agriculture, de vouloir bien examiner les échantillons de pommes de terre prises dans les provisions des cuisines de l'Hôtel-Dieu. Les unes appartenaient aux variétés d'*Auvergne* et de *Saintonge*; les autres étaient trop peu différenciées pour qu'il fût possible de les classer.

Puisque les diverses variétés de pommes de terre sont souvent mélangées, il reste un moyen sinon de résoudre la question, du moins d'arriver de façon détournée à une approximation suffisante pour la clinique. C'est de prendre comme points de repère :

1° La composition moyenne des espèces alimentaires usuellement employées;

1. Parmentier signalait seulement 12 espèces de pommes de terre; on en compte aujourd'hui plus de 400 variétés, alimentaires ou destinées à des usages industriels.

2° Leur pouvoir nutritif comparé à celui du pain.

Sur ces deux points, les récents travaux de M. Balland[1] fournissent d'utiles renseignements :

Les analyses effectuées par ce savant sur les principales variétés (*Early rose de Bourgogne, de Bretagne, Hâtive Saint-Jean, Hollande d'Auvergne, de Bourgogne, du Gâtinais, Institut de Beauvais, Magnum bonum, Mille yeux, Rosace d'Allemagne, Royale bleue, Saucisse rouge, Vitellotte, etc.*), ont présenté les écarts suivants :

Composition centésimale moyenne des pommes de terre (Balland).

	EAU	MATIÈRES			CELLULOSE	CENDRES	POIDS DU TUBERCULE
		AZOTÉES	GRASSES	SUCRÉES ET AMYLACÉES			
A l'état normal. { au minimum.	68,10	1,45	0,04	15,58	0,37	0,44	23 gr.
{ au maximum.	80,60	2,81	0,14	29,85	0,68	1,18	420 gr.
A l'état sec. { au minimum.	»	5,98	0,18	80,28	1,40	1,66	»
{ au maximum.	»	13,24	0,58	89,78	3,06	4,38	»

Déjà Parmentier avait indiqué que les pommes de terre contiennent 72 pour 100 d'*eau de végétation*, on voit que ce chiffre représente encore assez bien la moyenne actuelle.

Les petites pommes de terre ne diffèrent point par leur composition des gros tubercules.

Les chiffres du tableau ci-dessus donnent une idée générale approchée de la composition centésimale moyenne des pommes de terre et montrent entre quelles limites s'étendent les variations pour les espèces les plus répandues. Mais ce n'est pas tout. Les recherches de M. A. Girard, les expériences de l'École de Grignon et des Écoles d'agriculture de l'étranger ont établi que pour une même espèce les variations centésimales peuvent être assez étendues suivant la nature du sol, le genre de culture, les engrais employés, la sécheresse ou l'humidité de la saison, l'époque de la récolte, etc.

On ne saurait donc, à tout prendre, jamais compter sur une composition élémentaire fixe des parmentières mises à la disposition des malades. Dans la pratique, il faudra s'en tenir à l'approximation généralement acceptée que 3 kilogrammes et mieux, d'après nous,

---

1. Balland, Composition des pommes de terre, *Revue de l'Intendance militaire*, 1897, p. 386, et *C. R. Académie des sciences*, CXXV, p. 429.

2 kilogr. 500 à 3 kilogrammes de pommes de terre représentent à peu près la quantité de matières azotées et amylacées contenues dans un kilogramme de pain. Mais ajoutons tout de suite qu'un tel poids de parmentières renferme une quantité d'eau et de substances minérales beaucoup plus grande que celle contenue dans un kilogramme de pain. Or, l'eau et ces substances minérales (sels alcalins) sont toujours utiles, souvent indispensables aux diabétiques.

Ces renseignements préliminaires fournis, reprenons la relation clinique des cas de diabète soumis au régime parmentier.

Obs. III. (Graphique n° 3.) — *Diabète arthritique d'intensité moyenne bien toléré. Substitution des pommes de terre au pain. Écarts de régime. Amélioration du syndrome urologique. Diminution notable de la glycosurie.*

G..., Marie, soixante-deux ans, ménagère, entrée le 16 mars 1899 à l'Hôtel-Dieu, salle Saint-Joseph, n° 10.

La malade, encore assez forte, aurait perdu une grande partie de son embonpoint depuis quelques années. Actuellement son aspect extérieur, semblable à celui de beaucoup de femmes de son âge et de sa condition, n'attire l'attention par rien de spécial. Taille à peu près moyenne. Poids brut 75 kg. 200. Les renseignements fournis par G... permettent de reconnaître chez elle depuis assez longtemps les manifestations d'un diabète arthritique bien toléré et négligé. Habituelle sécheresse de la bouche; polydypsie, sensation de faim se montrant assez vite après les repas. Appétit exagéré; fonctions digestives bien conservées. Diminution de la résistance à la fatigue et de l'embonpoint malgré une alimentation fréquente et copieuse. Dents en grande partie perdues ou en mauvais état. Prurit vulvaire. Polyurie modérée. Glycosurie.

Pendant les huit premiers jours (17-25 mars) la diurèse atteint 2 à 3 litres, contenant en moyenne 120 grammes de glycose, par nychthémère (densité 1040 à 1032).

L'appétit restant excellent G... ne se préoccupe guère de son affection qu'elle supporte très bien. De culture intellectuelle restreinte elle diffère par son indifférence pour sa maladie, des sujets des observations I et II dont la rapprochent les caractères de son diabète.

Du 25 mars au 8 avril. Régime ordinaire au pain; 4° degré augmenté des suppléments que la malade demande ou se procure. État stationnaire.

Le *8 avril suppression du pain, remplacé par des pommes de terre cuites au four* (12 à 1500 gr. par jour), données en guise de pain au moment des repas; mais G... demande fréquemment des suppléments et plus d'une fois se procure du pain.

Le changement de régime est très bien supporté; consécutivement on note une légère diminution de la diurèse avec abaissement très sensible de la densité et de la glycosurie. Cet heureux effet persiste pendant toute la période d'alimentation aux parmentières. Le chiffre de l'excrétion moyenne du sucre en 24 heures, pendant cette période, est inférieur de 45 gr. à la moyenne nychthémérale de la glycosurie durant la période d'alimentation au pain. Le chiffre de l'urée est stationnaire ou plus exactement légère-

Influence comparée du régime au pain et du régime aux parmentières sur les principaux éléments du syndrome urinaire de la diabétique de l'observ. III.

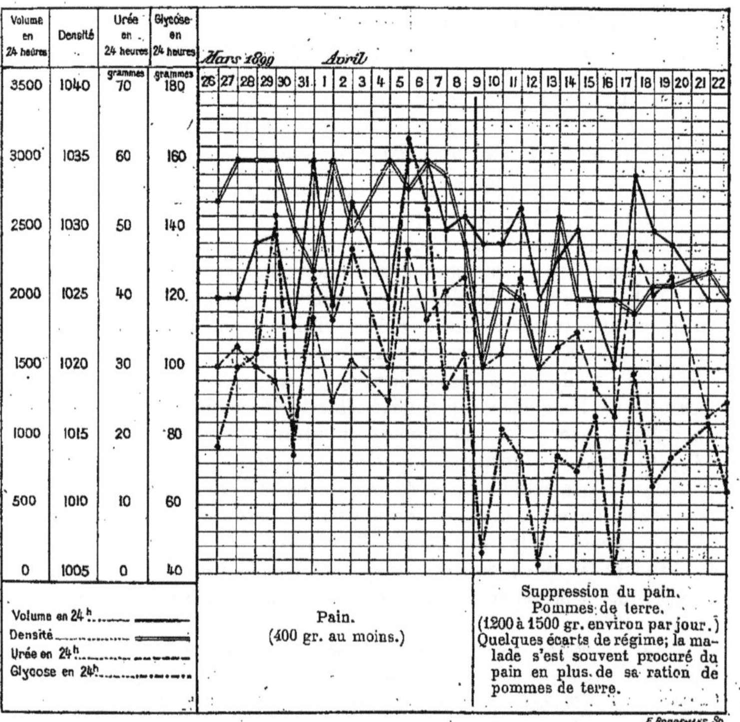

Graphique 3.

ment supérieur, peut-être parce que la malade demandait et obtenait une plus forte ration de viande au moment de la distribution, « puisqu'elle était privée de pain ».

Pour rendre matériellement sensible l'influence favorable du régime parmentier malgré les écarts qui ont pu se produire, nous avons pris les résultats de l'analyse des urines pendant deux périodes de 14 jours, consécutifs avant et après le 8 avril, jour du changement de régime [1], et nous avons calculé les moyennes nychthémérales des principaux éléments du syndrome urinaire, pendant ces deux périodes de l'un et l'autre régime. Les résultats sont résumés dans le tableau suivant. Quant à l'allure générale des modifications du syndrome urinaire sous l'influence des modifications du régime alimentaire, le graphique 3 la rend de façon très nette.

	VOLUME MOYENNE NYCHTHÉMÉRALE	DENSITÉ MOYENNE NYCHTHÉMÉRALE	URÉE MOYENNE NYCHTHÉMÉRALE	SUCRE MOYENNE NYCHTHÉMÉRALE
I — 25 mars-8 avril. (Pain. 400 gr. par jour.)	2 650 cc.	1 032,7	33 gr. 23	115 gr. 15
II — 9 avril-22 avril. (Pommes de terre. 1200 à 1500 gr. p. jour.)..	2 660 cc.	1 025,5	34 gr. 10	70 gr. 23

Ainsi malgré que parfois la malade se soit procuré du pain, le fait d'avoir remplacé par des parmentières (1200 à 1500 grammes par jour) les 400 grammes de pain qu'elle recevait auparavant dans sa ration (4e degré) a diminué la glycosurie de 45 grammes par jour, en moyenne. Le changement de régime n'a provoqué aucun inconvénient. Donc au moins autant que les précédentes, sinon plus, cette observation, malgré les circonstances un peu défavorables où nous plaçait le manque de discipline du sujet, confirme les premiers résultats.

Preuve de la digestion réelle des pommes de terre données à hautes doses à la place du pain aux diabétiques. — Mais cette amélioration est-elle bien réelle? La diminution de la glycosurie, après l'ingestion des pommes de terre, n'est-elle pas le résultat de la digestion incomplète de la fécule chassée sans avoir été transformée et absorbée? L'observation suivante, relative encore à un cas de diabète arthritique, bien toléré, dans lequel la substitution des pommes de terre au pain à la dose de 3 pour 1 a produit l'amélioration habituelle, va nous permettre de répondre à cette objection.

Et c'est ce qui nous engage à placer ici cette observation qui devrait trouver sa place dans la partie de ce travail où nous nous occuperons de l'influence des pommes de terre sur les complications chirurgicales du diabète. En effet le patient opéré d'un phlegmon

---

[1]. Dans chacune de ces périodes, il existe une lacune d'un nychthémère : le 2 avril, jour de Pâques, pour la première ; le 20 avril, pour la seconde.

de la paume de la main, six semaines auparavant, conservait une plaie fistuleuse qui ne se cicatrisait pas. Dès le début du régime aux pommes de terre, la glycosurie baisse dans des proportions que nous n'aurions osé espérer, la plaie prend meilleure tournure et bientôt la cicatrisation est complète.

L'observation IV nous offre, en outre, deux particularités très intéressantes :

1° *La brusquerie de la chute de l'excrétion nychthémérale de la glycose dès l'installation du régime aux pommes de terre*; phénomène déjà enregistré sur les graphiques précédents, ici plus net encore et se traduisant par une ligne presque verticale sur le graphique 4, car du jour au lendemain, le sucre tombe de 248 à 112 grammes.

2° *Pendant la période d'alimentation aux parmentières une recrudescence du sucre durant trois jours et provoquée par une infraction au régime.* — L'ascension régulière de la glycosurie nous fait soupçonner l'ingestion de pain. Nous l'affirmons au malade. Surpris il reconnaît sans longs détours, avoir mangé 250 grammes de pain environ par jour, depuis trois jours, promet d'y renoncer entièrement, « puisque cela lui fait mal ». Il tient parole, et la courbe de nouveau fléchit, revient du jour au lendemain au niveau qu'elle avait quitté (111 grammes), puis baisse progressivement à 98 gr., 49 grammes, enfin à 35 grammes le jour où D... demande son exeat.

Cette diminution de la glycosurie et cette amélioration consécutives à l'alimentation par les pommes de terre ne proviennent ni du défaut d'absorption, ni d'une transformation insuffisante des hydrocarbonés ingérés avec les féculents par les sucs du tube digestif. Avec le concours de M. Mailhe, élève de notre service, chef des travaux de chimie à la Faculté de médecine de Toulouse, nous avons pratiqué, d'après la technique obligeamment conseillée par M. Desgrez, le dosage comparatif des matières hydrocarbonées contenues dans les fèces, pendant plusieurs jours consécutifs, au cours de l'un et l'autre régime alimentaire. Nous avons constaté que la quantité des matières hydrocarbonées expulsées avec les résidus de la digestion variait dans des proportions négligeables, que le sujet fût soumis au régime du pain et présentât une abondante élimination du sucre urinaire, ou qu'il fût au régime des parmentières et que la glycosurie s'abaissât brusquement dans des notables proportions.

Ainsi s'est trouvée écartée préalablement et de façon expérimentale l'objection suivante qui s'était présentée à notre esprit :

« Malgré l'absence de troubles gastriques ou intestinaux, laissant supposer que la digestion des féculents est menée à bonne fin, n'est-il pas possible qu'une partie de la fécule ingérée soit expulsée sans avoir subi dans le tube digestif l'élaboration nécessaire pour sa transformation en sucre ? » Cette objection nous l'avons examinée aussi, et résolue de la même façon, chez un diabétique maigre dont on trouvera l'observation plus loin.

Les résultats absolument concordants chez nos deux malades[1] nous autorisent à dire : « La diminution de la glycosurie, de la diurèse, de la soif, enregistrée pendant la période d'ingestion des pommes de terre, corrélative, tout autorise à le penser, d'une diminution de la glycémie résulte de la meilleure utilisation des matières hydrocarbonées fournies par ces tubercules et non de leur insuffisante transformation pendant leur passage dans le tractus intestinal ».

Ces remarques préliminaires, à portée générale, exposées à propos du malade de notre observation IV, relatons brièvement les faits.

Obs. IV. (Graphique nᵒ 4). — *Diabète arthritique ancien, négligé. Excrétion du sucre s'élevant en moyenne à 212 grammes par jour, pendant une semaine. — Petite plaie atone de la paume de la main consécutive à l'incision d'un phlegmon suppuré. Depuis six semaines, pas de tendance à la cicatrisation. — Substitution des pommes de terre au pain, 1 kg. 500 par jour. Brusque diminution de la glycosurie. Amélioration habituelle de la soif. Cicatrisation de la plaie en quelques jours. Utilisation des féculents ingérés démontrée par le dosage des hydrates de carbone dans les fèces et l'analyse méthodique du sucre dans les urines.*

(Obs. résumée d'après les notes recueillies par M. le Dʳ Sarda, chef de Clinique.)

D..., J., cinquante-quatre ans, fils d'un père obèse, d'une mère asthmatique et de forte corpulence. Une sœur pèse 100 kilogr., un oncle 150 kilogr., un frère très gros se porte très bien. Lui, autrefois obèse, aurait pesé 105 kilogr., a beaucoup maigri, pèse actuellement 65 kilogr. Taille 1 m. 71.

Diabète sucré, reconnu il y a huit ans à la suite de douleurs de reins. Fatigue musculaire, sécheresse de la gorge et sensation de soif obligeant le malade à se lever plusieurs fois pendant la nuit. Exagération d'une légère

---

1. Les résultats de ces recherches ont été résumés dans une Note à la *Société de Biologie* (mai 1901) et publiés *in extenso* dans l'article : « Recherches sur la genèse de l'amélioration des diabètes soumis au régime des pommes de terre » in *Journal de physiologie et de pathologie générales*, 15 septembre 1901, p. 792. Nous ne disons rien ici de la technique suivie. Le lecteur, désireux de renseignements précis, les trouvera dans ce travail auquel nous le prions de vouloir bien se reporter.

Influence comparée du régime au pain et du régime aux parmentières
sur le syndrome urinaire du diabétique de l'observation **IV.**

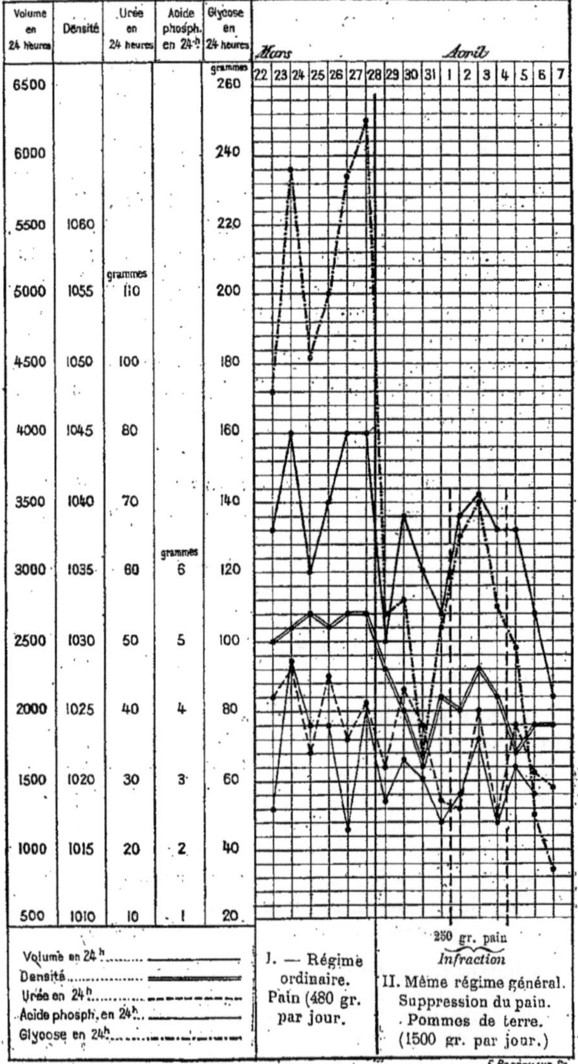

Graphique 4.

surdité existant depuis quinze ans. Amaigrissement progressif accéléré dans ces derniers mois. Instruit de la maladie dont il était atteint D... ne suivit cependant ni régime ni traitement.

Il y a environ deux mois, D..., dont l'émaciation fait des progrès rapides, se blesse à la paume de la main. — Phlegmon suppuré consécutif qui l'amène à l'Hôtel-Dieu, service de M. le Dr Dupin. Incision simple de l'abcès ; pansements antiseptiques ; amélioration sensible après quinze jours de traitement. D... sollicite alors son exeat. Quinze jours plus tard il est obligé de redemander à être admis dans le service qu'il avait quitté. La plaie a fait des progrès ; elle empiète maintenant sur les tissus voisins. Pansements antiseptiques. Aucune tendance à la guérison définitive. L'état général du malade relevant désormais surtout d'un traitement médical, D... sur la proposition de M. le Dr Dupin est reçu dans nos salles (21 mars 1901).

Syndrome diabétique (polyurie, polydipsie, glycosurie) ; appétit bien conservé, sans exagération ; D... se réveille la nuit pour étancher sa soif, absorbe parfois 4 à 5 litres de boisson dans les vingt-quatre heures. Sécheresse de la bouche. Presque toutes les dents sont tombées. Pas de dilatation d'estomac. Le foie affleure le rebord costal ; pas d'hypertrophie. Artères légèrement indurées, Emphysème. Diminution de la force musculaire. Émotivité marquée. Vue et ouïe très affaiblies.

I. — *Du 22 au 28 mars : régime alimentaire ordinaire* (4e degré), *pain* 480 grammes par jour. — Pas de traitement spécial ; la plaie régulièrement pansée continue à rester stationnaire.

Excrétion nychthémérale moyenne pendant cette période. Urine : 3 lit. 630 ; urée : 40 gr. 760 ; sucre : 212 grammes ; pas d'albumine.

II. — *Du 28 mars au 7 avril. Substitution des pommes de terre au pain.* — La soif, la diurèse, la glycosurie diminuent. La plaie *subit une amélioration parallèle remarquable.*

Syndrome urinaire. — Du 28 au 29 mars, la diurèse tombe de 4 litres à 2 lit. 500 ; la densité de 1 032 à 1 028,5 ; l'urée de 41 grammes à 32 ; l'acide phosphorique de 4 gr. 10 à 2,70 ; le sucre de 248 grammes à 112 grammes. La diminution de la glycosurie s'accentue les jours suivants ; elle tombe de 248 grammes à 65 grammes du 28 au 31 mars.

31 mars-2 avril. — Le malade ayant mangé environ 250 grammes de pain par infraction au régime, le sucre augmente, remonte à 105 grammes, atteint 131 grammes et 140 grammes les jours suivants. Sur l'observation qui lui est faite de l'influence défavorable que peut avoir son imprudence, sur la marche de la plaie — *en quatre jours celle-ci avait fait de tels progrès qu'on pouvait la considérer comme presque entièrement cicatrisée,* — D... renonce à se procurer du pain. Le sucre qui était à 140 grammes, redescend progressivement du 4 au 7 avril, à 111 grammes, 98 grammes, 49 grammes, 35 grammes. Le régime est très bien supporté. La plaie de la main est guérie.

Le 7 avril D... quitte l'hôpital où nous aurions voulu le garder quelque temps encore.

Pendant plusieurs jours consécutifs, au cours de chaque régime, nous avons procédé, avec l'aide de M. Mailhe, au dosage des hydrocarbonés expulsés avec les résidus de la digestion. L'examen comparatif des chiffres obtenus, réunis dans le tableau suivant, — prouve que les hydrates de carbone ont été parfaitement utilisés aussi bien dans un régime que dans l'autre et que les différences sont négligeables.

Dosages comparatifs des matières hydrocarbonées contenues dans les fèces du diabétique (obs. **IV**) pendant le régime ordinaire et le régime parmentier.

RÉGIME ALIMENTAIRE	DATES	FÈCES EN 24 h.	SUCRE CONTENU		MATIÈRES HYDRO-CARBONÉES CONTENUES DANS LES FÈCES	OBSERVATIONS
			a) dans la prise d'essai.	*b)* dans les fèces des 24 h.		
A. Alimentation au pain (500 grammes par jour).	25 mars.	gr. 80	gr. 0,155	gr. 1,240	gr. 1,116	
	26 —	100	0,02	0,200	0,180	
	27 —	90	0,47	0,153	0,137	
	28 —	100	0,045	0,450	0,405	
	Moyenne.	93	0,097	0,511	0,460	
B[1]. P. de terre (1 kg. 500 par jour). Suppression du pain.	29 mars.	610	0,062	3,782	3,403	Le régime des pommes de terre bien supporté amène une diminution de la soif, de la glycosurie et de la diurèse.
	30 31 —	95	0,120	1,14	1,036	
	1er avril.	70	0,08	0,56	0,504	
	2 —	70	0,122	0,854	0,768	
	3 —	120	0,194	1,128	1,016	
	Moyenne.	161	0,081	1,244	1,221	

1. *Remarques.* — 1° Les évacuations alvines ont été chez ce malade un peu irrégulières. Très abondantes le 29 mars, elles ont fait à peu près défaut le 30. La faible quantité des fèces évacuées a été réunie à celles du 31 et dosée avec celles-ci. Pour la régularité, les chiffres de l'analyse des fèces du 28-29 ont été placés dans le cadre B (période de l'alimentation par les pommes de terre). En réalité, ils appartiennent à la période précédente, en très grande partie au moins.
2° Le dosage des liqueurs contenant le sucre après transformation des matières hydrocarbonées, préparées du 31 mars au 3 avril, a été pratiqué quelques jours après leur préparation; trois étaient devenues troubles et contenaient des gaz. Peut-être de ce fait y a-t-il eu une petite quantité de sucre détruit et quelques-uns des chiffres obtenus sont-ils trop faibles, mais l'ensemble des résultats ne paraît pas devoir en être sensiblement modifié.

Les résultats favorables de la substitution des pommes de terre au pain enregistrés à l'hôpital ont été également constatés en policlinique. La rapidité de l'amélioration de l'état général, la diminution de la soif, de la glycosurie, — diminution qui a été parfois jusqu'à la disparition complète, — ont occasionné chez quelques malades de la clientèle civile, plus frottés de théories médicales que la clientèle nosocomiale, une surprise égalée seulement par leur satisfaction.

Les six observations suivantes recueillies en ville permettent de se faire une idée des heureux effets produits par la substitution du régime parmentier au régime du pain. Une remarque préliminaire générale doit être faite à leur sujet. Si les observations policliniques offrent, relativement à celles de l'hôpital, l'inconvénient que le patient ne puisse être suivi d'aussi près et les analyses méthodiquement faites tous les jours, par contre elles présentent sur celles-ci l'avantage que les malades, quand ils acceptent de se soumettre au régime le suivent en général rigoureusement, informent le médecin des interruptions ou écarts accidentels. Le malade d'hôpital, redoutant davantage les effets de la suppression du pain, est plus facilement porté à transgresser les recommandations médicales sans en faire l'aveu.

Des six observations de diabète arthritique d'intensité moyenne dont suit la relation résumée (obs. V, VI, VII, VIII, IX, X), on peut rapprocher les obs. XIV et XV relatives à deux cas du même genre mais compliqués, l'un d'une plaie, l'autre d'un anthrax volumineux.

Obs. V. — *Diabète arthritique d'intensité moyenne aggravé à la suite de l'influenza. Glycosurie voisine de 200 grammes par jour. — Effets comparés du pain, des pommes de terre et de l'association de ces deux aliments dans le régime quotidien. Continuation de la vie ordinaire. Amélioration notable par le régime parmentier rigoureusement observé. — Retour au régime du pain. Diminution du mieux-être général. Réapparition des chiffres élevés de la glycosurie* [1].

M. X., pharmacien, trente-neuf ans. Arthritisme, tendance à l'obésité. Signes caractéristiques du diabète. Plusieurs analyses pendant les dix-huit mois qui ont précédé la phase actuelle ont décelé 100 grammes de sucre environ dans 3 litres d'urine par jour.

Influenza pendant l'hiver 1899-1900. M. X., qui avait très bien supporté jusque-là son diabète et gardé un aspect extérieur florissant, maigrit, éprouve des douleurs dans les membres, s'enrhume facilement, sent décroître plus rapidement encore que par le passé sa résistance à la fatigue et commence à se préoccuper. Augmentation de la diurèse et de la glycosurie.

Afin d'avoir des repères récents sur le syndrome urinaire avant d'insti-

---

1. Obs. communiquée au *Congrès international de Paris*, 1900, Section de Pathologie générale.

tuer le régime parmentier, nous pratiquons l'analyse des urines recueillies soigneusement les 1er et 6 mars :

	Volume.	Densité.	Réaction.	Urée.	Sucre.	Albumine.
1er mars	3 600 cc.	1 035	Acide.	27 gr. 64	214 gr. 80	0
6 mars	3 900 cc.	1 039	Acide.	34 gr. 95	184 gr. 27	0

Sur notre conseil, M. X. décide de tenter sous notre direction la substitution rigoureuse des pommes de terre au pain, d'ailleurs déjà restreint par le malade lui-même dans son régime quotidien.

I. — *Du 7 mars au 14 avril chaque jour, 1 200 à 1 400 grammes de parmentières* (variété Early rose), cuites au four ou à l'étouffée, mangées en guise de pain. Pas d'autres modifications du régime habituel. Continuation du genre de vie ordinaire.

Cette substitution est supportée très facilement. Amélioration notable de l'état général, augmentation de poids (2 kilogr.); diminution de la sécheresse de bouche, de la soif. Deux analyses, faites le quinzième et le vingt-deuxième jour du nouveau régime démontrent une grande amélioration du syndrome urinaire, amélioration résultant de là diminution de la diurèse (3 000 et 3 400 cc. d'urine au lieu de 3 600-3 900 cc.) de la densité (1 029 et 1 026 au lieu de 1 035-1 039) surtout de la glycosurie (84 grammes et 104 grammes de sucre en vingt-quatre heures, au lieu de 214 grammes et 184 grammes éliminés les 1er et 6 mars). M. X., reprend confiance et entrain. Comme médicaments pendant cette période : bicarbonate de soude, lithine, teinture de quinquina et, depuis le 1er avril, deux cuillerées à café de sel du Sprudel par semaine.

II. — *14 avril au 9 mai.* — *Le retour au régime du pain fait perdre en partie les résultats acquis,* élève le chiffre de la diurèse (4 litres), de la densité (1 034 ; 1 036) et de la glycosurie (230 grammes et 240 grammes les seizième et vingt-deuxième jours du régime). La sécheresse de la bouche et la soif augmentent. Le poids diminue de 1 kilogramme.

III. — *Substitution à nouveau des pommes de terre au pain* (9-24 mai.) — Mêmes bons effets généraux et locaux que dans la première période. Le 20 mai l'analyse accuse de nouveau la diminution de la diurèse (3 l. 100), de la densité (1,025) et de la glycosurie. L'excrétion du sucre urinaire est réduite à 90 grammes pour les vingt-quatre heures.

La perte du poids est réparée.

IV. — *Régime mixte* (24 mai-20 juillet). — Les pommes de terre nouvelles, maintenant employées, remplacent moins facilement le pain. En raison de leurs petites dimensions l'ingestion d'une quantité supérieure à 1 kilogr. deviendrait fatigante. M. X. prend donc 1 kilogr. de pommes de terre et 150 à 200 grammes de croûte de pain par jour. Régime bien supporté. Le poids reste d'abord stationnaire, puis augmente légèrement. Bon appé-

tit. — Une diabétide cutanée en juin, facilitée peut-être par un traumatisme. Même état général. Une analyse, le 18 juillet, indique une notable
diminution de la diurèse (les grandes chaleurs ont déterminé d'abondantes sueurs) avec une augmentation de la densité et du chiffre du glycose; sucre 137 grammes.

En résumé, la substitution rigoureuse des pommes de terre au
pain à la dose de 1 200-1 400 grammes par jour, maintenue *pendant trente-neuf jours consécutifs*, puis dans une seconde reprise
pendant quinze jours consécutifs, n'a provoqué aucun trouble ou
accident chez un diabétique avéré, fléchissant sous les effets de la
grippe et de la neurasthénie post-grippale. Elle a été suivie, chaque
fois, d'une diminution de la sécheresse de la bouche, de la soif,
enfin d'une amélioration de l'état général coïncidant avec une diminution de la quantité, de la densité des urines et d'un abaissement
considérable de l'excrétion du sucre.

Le retour au régime du pain, essayé à titre de contre-épreuve, a
enrayé cette amélioration.

Le régime parmentier mixte (pommes de terre, 1 kilogramme,
pain, 150 à 200 grammes par jour) institué pendant deux mois est
très bien supporté. Les effets se rapprochent de ceux obtenus pendant le régime de pommes de terre, mais leur sont inférieurs.

La relation des deux cas suivants nous a été adressée par notre
honorable confrère M. le Dr Massonié (de Grenade). Ici comme dans
la plupart des cas observés dans la clientèle urbaine et surtout
rurale, il a été à peu près impossible d'avoir des précisions sur les
analyses quantitatives. A côté de cette lacune imposée par les néces-
sités de la pratique, les observations policliniques offrent par contre
cet avantage de retracer l'histoire de sujets continuant à vivre leur
vie ordinaire, à vaquer à leurs affaires tandis que les diabétiques
des cliniques hospitalières vivent dans un milieu d'exception et au
repos relatif.

Obs. VI et VII. — *Deux cas de diabète arthritique soumis à l'alimentation
par les pommes de terre (1 kilogramme par jour). Suppression du pain aussi
complète que possible. Continuation de la vie ordinaire. Régime très bien supporté. Dépérissement enrayé. Amélioration rapide considérée comme une guérison par les malades.*
Communiquées par M. le Dr Massonié, de Grenade (Haute-Garonne).

« Les deux diabètes arthritiques dont je vous ai parlé et que j'ai soumis
à votre régime n'habitent pas Grenade. Ils étaient venus me consulter

dans mon cabinet. Je n'ai eu l'occasion de les revoir que de loin en loin, de sorte que je ne puis vous envoyer une relation aussi complète que je l'aurais souhaité.

« Les deux sujets étaient autrefois bien portants, vigoureux, sanguins. L'un comme l'autre ils avaient été frappés de leur état pathologique par trois symptômes : amaigrissement, soif, faim : « Nous mangeons beaucoup, « buvons de même, disaient-ils, et cependant nous maigrissons et perdons « nos forces. »

« L'analyse des urines faites par un pharmacien leur avait révélé, en même temps que la présence du sucre dans l'urine, la nature de leur maladie, mais la quantité de glycose ne fut pas déterminée. La diurèse n'était pas exagérée.

« Au moment de leur première visite dans mon cabinet ils étaient décolorés, amaigris, anémiés et se savaient diabétiques. J'eus la bonne fortune de me rappeler les bons résultats obtenus par le régime aux pommes de terre chez un de vos malades, M. X..., que j'avais eu l'occasion de voir avec vous. Je conseillai aussitôt comme régime *la suppression du pain, aussi complète que possible, et, à sa place, 1 kilogramme de pommes de terre par jour*. Comme médicament, 2 granules de 1 milligramme d'arséniate de strychnine.

« Quinze jours après, mes deux diabétiques se présentèrent de nouveau à mon cabinet. Leur état s'était notablement modifié. « Nous allons beaucoup mieux, me dirent-ils. Le courage et les forces reviennent. » J'insistai à nouveau sur la continuation de l'alimentation par les pommes de terre. Suppression des granules de strychnine, remplacés par 2 gouttes de liqueur de Fowler, matin et soir.

« Quelque temps après, mes malades me firent dire qu'ils étaient guéris. A mon grand regret je n'ai pas eu l'occasion de les revoir et de pouvoir vous fournir des renseignements plus circonstanciés. »

L'intérêt des deux cas de M. Massonié n'a pas besoin d'être souligné. Les pommes de terre, à la dose de 1 kilogramme par jour, très bien tolérées par deux diabétiques continuant leurs occupations quotidiennes à la campagne, ont amené une amélioration de l'état général telle que les malades ont pu se croire guéris. Toutes réserves faites sur la réalité de cette guérison qui n'a pu être vérifiée par notre confrère — l'amélioration constatée après quinze jours du nouveau régime institué par M. Massonié est déjà un succès relatif dont malades et médecin avaient le droit d'être satisfaits.

Obs. VIII. — *Diabète arthritique à répétition chez un goutteux. Nouvelle poussée en janvier 1900, très pénible. Agitation. Insomnie. Glycose, environ 130 grammes par jour. Suppression complète du pain. Régime des pommes de terre, à la dose de 6 à 8 par jour (soit 750 grammes à 900 grammes) cuites* au « diable ». *Amélioration très rapide de la soif, de la faim. Disparition de l'insomnie. Diminution, puis bientôt après, disparition de la glycosurie. Continuation régulière du régime parmentier consécutivement pendant sept mois, sans fatigue.*

(D'après les notes obligeamment communiquées par M. Schuhl, professeur agrégé à la Faculté de Nancy, et les renseignements transmis par le malade.)

M. X..., soixante ans, a eu de violents accès de goutte de trente-six à quarante-cinq ans. Ceux-ci sont devenus moins fréquents et moins douloureux après une saison d'eaux thermales. Six mois après cette cure, en janvier 1887, on a constaté l'existence du diabète sucré (257 grammes et jusqu'à 300 grammes de sucre et 5 à 6 litres d'urine en vingt-quatre heures).

Trois cures successives à Vichy. Après la première, le sucre disparaît des urines pendant dix-huit mois; puis, les symptômes du diabète reparaissent et de nouveau la quantité de glycose s'élève à 250-300 grammes.

En 1896, anthrax de l'épaule gauche opéré et guéri au bout d'un mois de traitement. A la suite de cette complication, M. X. se soumet pendant six mois à un régime alimentaire rigoureux; le sucre disparaît encore une fois des urines. L'éclipse dure environ quatre ans, jusqu'au mois de décembre 1900. A ce moment (11 décembre 1900) une analyse donne les résultats suivants :

Volume : 2 l. 500 environ en 24 heures.
Couleur : jaune clair (n° 2 de l'échelle Vogel).
Densité : 1028.
Réaction : acide.
Dépôt : peu abondant.
Examen microscopique : Leucocytes, Corpuscules muqueux.
Eau.................... 939,40 par litre.
Matières solides........ 60,60 —
Urée................... 21,0 —
Acide urique........... 0,082 —
Chlore des chlorures..... 1,80 —
Acide phosphorique total. 0,70 —
Albumine.............. 0
Glycose............... 52,07 — soit 130 gr. environ en 24 h.

En présence de cette nouvelle poussée agressive du diabète, M. X. reprend le régime habituel des diabétiques. Vers le 15 janvier 1901, ayant eu connaissance du régime aux pommes de terre tel que vous l'avez recommandé, M. X. *se conforme rigoureusement à ce mode d'alimentation, supprimant complètement le pain* — qui d'ailleurs était pris auparavant en petite quantité. Il n'éprouve pas le moindre inconvénient de ce changement. Au moment de l'instauration du régime des parmentières, M. X. avait soif et faim nuit et jour, insomnies, étourdissements, état général mauvais. Sous l'influence du changement d'alimentation, tous les malaises s'atténuent; l'état général s'améliore. *A la fin du mois de février, le sucre a complètement disparu des urines.*

En mai, la quantité des urines n'est que de 1 litre et demi en vingt-quatre heures, la densité 1 020.

Le régime des pommes de terre est continué rigoureusement jusqu'au mois d'août. La dose quotidienne n'est pas mesurée d'une façon précise. M. X. en mange à sa faim, à la place du pain, et ne ressent ni gêne ni lassitude. Elle peut être évaluée de 800 à 900 grammes par jour [1].

Plusieurs analyses faites par M. Schuhl depuis le mois de février ont toujours donné un résultat négatif. Depuis cette époque M. X. « vit comme tout le monde. Je n'éprouve plus, nous écrit-il, cette sécheresse de la bouche qui autrefois me causait pendant un certain temps une sensation assez désagréable pour m'obliger à cesser de fumer. J'ai repris l'usage du tabac; je ne suis pas du tout incommodé par le régime des pommes de terre et la suppression du pain; on s'y fait très bien. »

Nous n'avons pas besoin de faire ressortir l'intérêt de l'observation de M. Schuhl. *Le pain a été supprimé et les pommes de terre régulièrement continuées à la dose de 800 à 900 grammes ou plus par jour, sans fatigue ni troubles digestifs pendant sept mois.* La glycosurie a disparu beaucoup plus rapidement que dans les atteintes précédentes. Beaucoup plus rapidement aussi est survenue l'amélioration de l'état général, coïncidant avec l'atténuation des symptômes du diabète.

Le 26 octobre 1901, M. X. nous écrivait : « Je viens de faire faire une nouvelle analyse; il y a 7 grammes de sucre par litre et une émission de 2 litres en vingt-quatre heures. J'ai repris immédiatement mes pommes de terre. »

C'est encore avec une conviction profonde de l'efficacité de notre méthode et un sentiment de reconnaissante surprise que le malade de l'observation suivante nous a fait part des résultats rapidement favorables, survenus dans son état après la suppression complète du pain remplacé par les pommes de terre.

---

1. M. X. a pesé un jour, sur notre demande, deux lots de pommes de terre représentant aussi exactement que possible la quantité de parmentières quotidiennement ingérée à la place du pain. Il a trouvé 700 grammes. En plus de celles-ci, M. X. absorbe encore avec les légumes ou mets compris dans l'alimentation une certaine quantité de tubercules qui dépasse assurément les 100-200 gr., que nous comptons seulement ici par prudence. M. X. apprécie cette quantité totale à 900 gr.-1 kilog. par jour.

Obs. IX. — *Diabète arthritique reconnu et traité depuis dix ans. Soif fréquente. Sécheresse de la bouche et de la gorge. Polydypsie. Amélioration générale et locale rapide sous l'influence de la suppression du pain et l'ingestion de 2 kilogrammes environ de pommes de terre par jour. Régime continué sans fatigue pendant quatre mois. Diminution de la glycosurie réduite progressivement de 110 grammes à quelques grammes par jour. — Cure à Vichy; consolidation de l'amélioration.*

M. B..., cinquante et un ans. Diabète arthritique reconnu et traité depuis dix ans. Les analyses à plusieurs reprises ont révélé une quantité de sucre voisine de 100-110 grammes par jour. Soif fréquente. Bouche et gorge sèches, « sans cesse irritées. ». Polydypsie. Fatigue générale. Dépression morale.

En mars 1901, M. B..., avec l'approbation de notre regretté collègue et ami M. le professeur Villard (de Marseille) qui, nous écrit-il, « goûte et approuve beaucoup le régime que vous avez recommandé », substitue dans son alimentation les pommes de terre au pain : 2 kilogr. environ par jour, soit *un kilogramme* à chaque repas. Ce régime continué jusqu'au 8 août, époque à laquelle le malade va faire une saison à Vichy, est très bien supporté. Il amène une *diminution sensible* de la glycosurie qui de 50 grammes par litre tombe à 30 grammes (analyse du mois de juin), et à 2 grammes par litre le 8 août, jour du départ pour Vichy.

Amélioration de l'état général; diminution et disparition de la soif. « Depuis l'emploi de la pomme de terre, écrit M. B..., *en plein été* je n'étais plus altéré et ne buvais plus comme autrefois. » La saison à Vichy, où M. B... a pris des douches et des gargarismes en outre du traitement hydrominéral, a consolidé l'amélioration. Depuis son arrivée à Vichy au mois d'août, M. B... a repris le régime ordinaire (alimentation au pain). La glycosurie persiste encore, réduite à quelques grammes seulement. M. B... se trouve bien, « mais va reprendre les pommes de terre » (9 octobre 1901). A la longue, il a cependant éprouvé une certaine lassitude du régime et est revenu au pain.

Malgré ses lacunes policliniques, cette nouvelle observation reproduit une amélioration que nous commençons maintenant à connaître. Toutefois remarquons encore cette diminution de la soif, si manifeste dès que le malade ne mange plus de pain et prend une forte proportion de pommes de terre. Les patients en manifestent tous leur agréable surprise. En plein été, malgré la chaleur, M. B... n'est plus porté à boire pour étancher sa soif autant que par le passé. Le syndrome diabétique s'est atténué très manifestement : la gorge « n'est plus toujours irritée », la glycosurie est bien moindre. Cela excite son étonnement et sa confiance dans l'efficacité d'une méthode aussi active que simple.

Il y a, en effet dans ces phénomènes, quelque chose d'invraisemblable au premier instant, surtout avec les idées classiques sur cette question. Mais les faits sont là, indéniables, constatés en des points éloignés les uns des autres par plusieurs observateurs et en ville aussi bien qu'à l'hôpital.

Au moment où nous avons présenté à l'Académie les faits qui précèdent, nous tenions en observation depuis quelques jours un autre cas de diabète arthritique jusque-là ignoré du malade. Celui-ci était venu nous consulter pour des troubles digestifs, insomnie, sécheresse fréquente de la bouche, diminution des forces. L'habitus extérieur, l'âge, la diathèse arthritique du sujet, l'absence de lésions organiques chez un homme sobre, ordinairement bien portant, de bon appétit, de vie très régulière mais sédentaire, nous avaient fait penser que l'analyse des urines révélerait probablement la cause de ces troubles. En effet une première analyse décela une glycosurie assez marquée (30 grammes par litre) sans albuminurie. La quantité totale des vingt-quatre heures était très approximativement de 1700 cc., ce qui portait à 51 grammes la glycosurie pendant le nychthémère. Une seconde analyse faite quelques jours plus tard indiquait 50 grammes de sucre pour les vingt-quatre heures, alors que le malade soumis simplement à une meilleure hygiène et à l'action d'agents dirigés contre les troubles gastriques conservait encore son régime ordinaire, afin de nous permettre de connaître l'allure propre de son diabète. M. X., impressionné par la découverte de cette glycosurie insoupçonnée, considérable à ses yeux, se soumet *proprio motu*, en notre absence, à un régime alimentaire destiné à se rapprocher de celui adopté dans notre service et dont il a eu connaissance par un élève des hôpitaux. Il supprime complètement le pain, prend par jour environ 400 grammes de pommes de terre passées au four après avoir été bouillies. Dès notre retour nous cherchons à augmenter progressivement cette dose et prescrivons les parmentières simplement cuites à l'étouffée. M. X. n'a jamais eu de goût pour ces tubercules. Cependant après un entraînement de quelques jours il arrive très facilement à prendre dans la journée 800 grammes, puis 1 kilogramme de pommes de terre en guise de pain, en deux parts à peu près égales à chaque repas. La glycosurie diminue dans de très fortes proportions. Le retour au régime du pain fait remonter la glycosurie à peu près au niveau primitif, ou un peu au-dessous, si la ration ordinaire de pain et de sucre est restreinte.

Le régime parmentier repris une seconde fois ramène encore le fléchissement très marqué de l'excrétion du sucre.

Voici d'ailleurs l'observation. Elle offre cet intérêt particulier que le malade tout en continuant à vivre sa vie ordinaire et à vaquer à ses occupations habituelles pouvait recueillir la totalité de l'urine nychthémérale et nous l'envoyer régulièrement chaque matin à la même heure à l'Hôtel-Dieu [1].

Obs. X. (Graphique n° 5). — *Diabète arthritique ignoré. Sécheresse de la bouche. Soif. Perte de la résistance à la fatigue. Troubles digestifs. Insomnie. Glycosurie (50 grammes par jour) sans azoturie ni polyurie.*

M. X..., cinquante et un ans. Bonne santé habituelle. Parents vivants, bien portants. Accidents de lithiase biliaire chez la mère.

Vie sobre, régulière; ne boit presque jamais de vin, ni d'alcool. Profession sédentaire. Exercice physique très insuffisant. Pas de maladies antérieures autres qu'une atteinte de rhumatisme, en Algérie, il y a trente ans, et une angine couenneuse. Parfois douleurs rhumatoïdes ou névralgiques. Il y a six mois, commotion morale (perte d'un enfant en quelques jours à la suite d'une scarlatine maligne).

Taille 1 m. 71. Corpulence un peu forte. Poids brut actuel 97 kilogrammes (102 kilogrammes en 1896). Appétit plutôt augmenté. M. X. mange environ 1 kilogr. de pain par jour. Fonctions digestives normales jusque dans ces derniers temps. Depuis longtemps, bouche sèche; soif fréquente. M. X. se réveille souvent la nuit pour boire, « est obligé d'avoir une carafe d'eau sur sa table de nuit ». Quelquefois lassitudes sans motif apparent; perte de la résistance à la fatigue.

Depuis un certain temps, digestions lentes, pénibles. Flatulences. Insomnie. Sommeil agité. Sentiment de fatigue et de malaise vague qui décident M. X. à venir nous consulter.

28 novembre 1901. — L'examen physique ne révèle aucune lésion organique. Langue blanche. Denture bien conservée. Météorisme gastrique. Le foie ne paraît pas augmenté de volume. Rien du côté du cœur ni des gros vaisseaux. Pas d'œdème des paupières ni des membres inférieurs. Pas de pollakiurie, ni de polyurie. Rien d'anormal dans les fonctions urinaires n'a appelé l'attention du malade sinon que les urines sont parfois « chargées ». Cependant l'examen actuel, les anamnestiques font penser que tous ces troubles pourraient bien relever du diabète et réclament l'analyse des urines. Celle-ci décèle, en effet, l'existence d'une glycosurie s'élevant à 50 grammes par jour sans polyurie, ni azoturie, d'après deux analyses pratiquées à quelques jours d'intervalle par M. Jampy, interne en pharmacie à l'Hôtel-Dieu.

---

1. M. G. Chalot et M. Jacques, élèves stagiaires de notre Clinique, nous ont prêté régulièrement leur concours pour l'analyse quotidienne des urines.

Volume en 24 heures
Densité
Urée en 24 heures
Glycose en 24 heures
grammes grammes
Décembre 1901
Janvier 1902
Févr. 1902
Légère atteinte d'influenza
*Ecart de régime.
Volume en 24h
Densité
Urée en 24h
Glycose en 24h
Régime habituel. Pain, 1 kil. environ. 1 paquet sels de Vichy-Etat.
Pommes de terre, 800 gr. par jour. Pain complètement supprimé. 1 paquet sels de Vichy-Etat.
Régime ordinaire jusqu'au 29 décembre. Pain réduit à 350 gr. par jour. (29 déc.-1er janvier.)
Suppression du pain. Pommes de terre (800 gr. puis 1 kg. par jour)
Régime mixte. Pain, 350 gr. Pommes de terre, 200 gr.
F. Borremant Sc.

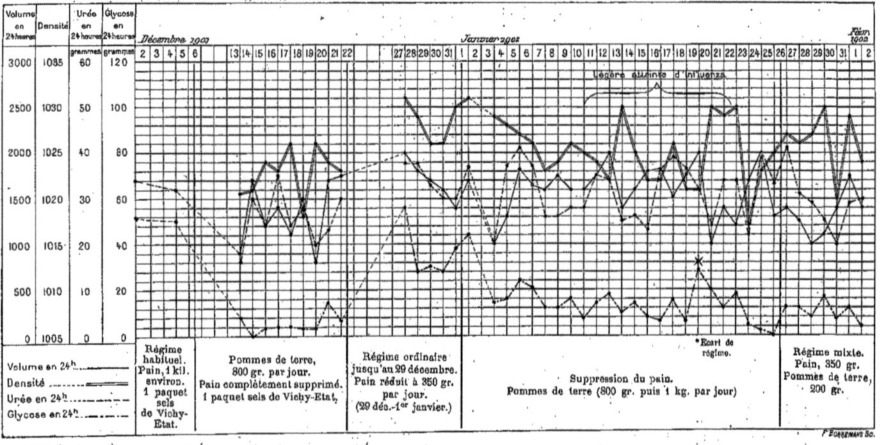

Graphique 5.

1er octobre. Volume pour les vingt-quatre heures, très approximativement 1 700 cc. ; sucre 30 grammes par litre ; 51 grammes dans la journée ; pas d'albumine, aspect normal.

5 octobre. Mêmes caractères extérieurs ; Volume 1 600 cc. ; sucre 32 grammes par litre, 50 grammes dans les vingt-quatre heures. Pas d'albumine. Pas d'excès d'urée.

Sur le point de nous absenter pendant quelques jours, nous conseillons, jusqu'à notre rentrée, la continuation du traitement prescrit dès la première visite et qui a déjà amené une sensible sédation : Promenade quotidienne après les repas. Sels de Vichy-État : un paquet par jour dans l'eau de boisson. Cachet de rhubarbe, magnésie, charbon, à chaque repas. De plus, diminuer la quantité de pain et de féculents dans l'alimentation. Mais M. X..., préoccupé de ce diabète qu'il ne soupçonnait pas, ajoute spontanément à son régime quotidien, sur la suggestion d'un de nos collaborateurs, 400 à 500 grammes de pommes de terre bouillies puis passées au four, pour remplacer le pain réduit à 400 grammes environ dans la journée.

I. *Régime parmentier* (13-22 décembre). — A notre retour, l'état général est heureusement modifié. M. X. se trouve plus dispos, dort mieux. Les digestions sont meilleures, la sécheresse de la bouche et la soif sont diminuées.

13 décembre. Le pain est complètement supprimé, la dose de parmentières désormais cuites à l'étouffée avec addition de beurre, de sel, est progressivement augmentée ; elles avaient paru un peu lourdes au début, mais maintenant M. X. s'y habitue très bien et à partir du 16 décembre en absorbe facilement 800 grammes par jour. Mêmes médication et régime général qu'auparavant.

L'amélioration déjà acquise s'accentue. La soif, l'insomnie disparaissent. M. X. se sent très bien.

Quant au syndrome urinaire dont les éléments sont analysés chaque jour dans notre laboratoire, le graphique montre comment il s'améliore parallèlement à l'état général. La glycosurie décroît rapidement, oscille autour de 2-4 grammes par nychthémère, tombe même un jour à 0, mais sous l'influence d'une petite « débauche de nouilles » au repas du matin et du soir s'élève accidentellement le 21 janvier à 12 gr. 60.

Les moyennes nychthémérales de cette période sont :

Volume 1 650 cc. Densité 1023,5. Urée 27 gr. 30. Sucre 4 gr. 40.

La réaction, d'abord acide au papier tournesol, s'atténue progressivement et devient amphotère ou alcaline, l'urine conservant sa limpidité et sa couleur rouge-orangé très voisine de la nuance numéro 5 de l'échelle Vogel.

II. *Retour au régime ordinaire* (22 décembre-1er janvier.) — M. X., actuellement mieux qu'il n'a été depuis longtemps, demande s'il peut interrompre son régime et faire un voyage de quelques jours. Cette circonstance est mise à profit pour vérifier la solidité de l'amélioration acquise et tenter la contre-épreuve du régime aux pommes de terre, en autorisant le régime ordinaire au pain, sans traitement médicamenteux depuis la veille du départ (22 décembre) jusqu'au 1er janvier. Dès sa rentrée, M. X., qui a repris sa vie habituelle comme avant de se savoir diabétique (sauf qu'il fait en plus une marche quotidienne), envoie de nouveau régulièrement ses urines à l'Hôtel-Dieu.

	Volume.	Réaction.	Densité.	Urée.	Sucre.
27 décembre	2000 cc	Très acide.	1031	38.4	55 gr 34
28 —	1800 cc	—	1031	38.6	38 gr 07

Sécheresse de la bouche plus marquée. La soif tend à reparaître. L'acidité augmente.

Avec le régime ordinaire au pain, le syndrome urinaire a donc été ramené à peu près au niveau où il était avant l'alimentation aux parmentières. La glycosurie moyenne dans ces deux jours a été de 46 gr. 7 par jour; au début comme nous l'avons vu, elle atteignait 50 grammes en vingt-quatre heures. Toutefois comme dans la journée du 27, il y avait eu ingestion de quelques sucreries, nous recommandons de s'en abstenir et de ne prendre jusqu'au 1er janvier que 350 grammes de pain par jour, c'est-à-dire l'équivalent de la ration de 800 grammes de parmentières ingérées quotidiennement du 15 au 22 décembre.

L'analyse de la diurèse de ces trois jours donne pour chaque nychthémère :

	Volume.	Réaction.	Densité.	Urée.	Sucre.
29 décembre	1720	Très acide.	1026	33.05	30.96
30 —	1680	—	1026	30.07	29.85
31 —	1470	Acide.	1030	30.18	38.02

La glycosurie est donc un peu inférieure à ce qu'elle était les 27-28 décembre, mais bien supérieure à celle enregistrée dans la période d'alimentation aux parmentières pendant laquelle il était prescrit, il est vrai, un paquet de sels de Vichy.

III. — *1er au 25 janvier 1902.* — *Retour au régime parmentier. 1 kilogramme pommes de terre par jour; suppression du pain; pas de médicaments.* Vie et occupations habituelles. Régime très bien supporté.

12 janvier. Influenza; malaise fébrile, toux, état grippal qui condamne à l'appartement pendant quelques jours.

Le 17, céphalalgie. Inappétence. 1 gramme antipyrine.

Du 20 au 22 janvier : 2 grammes extrait mou de quinquina par jour. De plus, dans la pensée de combler la lacune laissée par les phosphates supprimés avec le pain et d'administrer une matière grasse facilement alibile, nous conseillons 2 à 4 œufs par jour.

Malgré cette légère grippe intercurrente, l'alimentation aux pommes de terre a été régulièrement continuée. Pendant la convalescence, les parmentières paraissent « monotones », mais elles sont reprises avec plus d'entrain dans les derniers jours, alors que l'asthénie post-grippale se dissipe.

Depuis le retour au régime des parmentières, la glycosurie (voir le graphique 5) subit, relativement à la période précédente, un fléchissement marqué ; dans les trois derniers jours elle est réduite à quelques grammes (2-5) dans le nychthémère.

En outre, la réaction qui était très acide pendant la durée de l'alimentation au pain est devenue légèrement acide, amphotère ou neutre depuis la substitution des pommes de terre au pain. Il faut noter cependant qu'il s'est produit parfois sous ce rapport, du jour au lendemain, des modifications assez sensibles auxquelles n'a peut-être pas été complètement étrangère la maladie infectieuse intercurrente.

A partir du 12 janvier, afin d'obtenir des points de repère plus faciles à apprécier que les modifications du papier tournesol, nous dosons l'acidité tous les jours par la liqueur alcaline décinormale. La moyenne de l'acidité totale par jour, évaluée en acide oxalique, a été, du 12 au 25 janvier, de 1,96 en moyenne par nychthémère c'est-à-dire une acidité faible [1].

Moyenne nychthémérale des éléments du syndrome urinaire du 3 au 25 janvier pendant le régime aux pommes de terre [2] :

Volume.	Densité.	Réaction. (Moyenne du 12 au 25 janv.) (En acide oxalique.)	Urée.	Sucre.
1 600 cc.	1 025	1,96	31,85	13 gr. 50

IV. *Régime parmentier mixte avec restriction du pain* (26 janvier-2 février). — Pain 360 gr. par jour et 200 gr. (à peu près une demi-livre) de pommes de terre sous différentes formes : purées, bouillies, frites, etc. M. X... se trouve bien, il ne lui tardait plus de se remettre au pain. La glycosurie se relève légèrement, l'acidité subitement plus élevée les premiers jours du régime décroît ensuite et reste dans l'ensemble plus marquée que dans la période précédente.

Du 26 janvier au 2 février les moyennes nychthémérales deviennent :

Volume.	Densité.	Réaction.	Urée.	Sucre.
1 343 cc.	1 026	2,230	29,374	10,70

1. On admet que l'acidité urinaire totale des vingt-quatre heures de l'adulte bien portant équivaut, évaluée en acide oxalique, à 2 grammes, 2 gr. 25. Elle pourrait varier, du simple au double d'après Vogel. Dans nos observations personnelles, l'évaluation a toujours été faite en acide oxalique. Dans quelques-unes que nous devons à l'obligeance de nos confrères, l'acidité a été évaluée en acide phosphorique. Le taux normal dans ce dernier cas serait de 1 gramme environ (1 gr. 15 Huguet, Vieillard). Cf. Vieillard, *L'urine humaine*, 1900, p. 172.

2. Bien que le régime des pommes de terre ait été commencé le 1er, nous n'avons pris la moyenne qu'à partir du 3. Le 1er janvier, il y a eu ingestion de quelques bonbons et sucreries (glycosurie, 44 grammes) ; le 2, les urines n'ont pas été envoyées au laboratoire.

V. — (2-9 février). *Régime ordinaire au pain* (350 gr. par jour) *sans parmentières*. La glycosurie et l'acidité totale augmentent relativement à la période précédente :

Moyennes nychthémérales du 2 au 9 février (régime au pain sans parmentières) :

Volume.	Densité.	Réaction.	Urée.	Sucre.
1 255 cc.	1 026,3	2,784	27.60	19 gr. 67

L'observation X mérite de fixer l'attention par plusieurs points :

1° Elle offre un exemple de plus de l'utilité de l'alimentation aux pommes de terre dans le diabète sucré. Le graphique [1] rend manifeste l'influence de ce genre d'alimentation sur le syndrome diabétique.

2° Elle relate un de ces cas, exceptionnellement rencontrés en policlinique, dans lesquels le sujet vivant de la vie de tous les jours, permet cependant d'étudier assez régulièrement l'influence du régime sur le syndrome urinaire. A ce titre elle intéresse doublement le praticien. Aussi avons-nous joint observation et graphique à ceux que nous avons déjà produits devant l'Académie.

3° Elle fournit enfin des renseignements sur les variations de la réaction urinaire pendant l'un et l'autre régime. Nous reviendrons prochainement sur cette question importante, nous ne faisons pour le moment que la signaler au passage [2]. D'une façon générale l'acidité a été plus accentuée pendant le régime au pain et le régime *mixte* (pain et pommes de terre) que pendant le régime aux parmentières.

Les observations qui précèdent, aussi bien celles des malades de la ville que celles recueillies à l'hôpital mettent hors de doute une alternance régulière d'amélioration et d'aggravation du syndrome diabétique, coïncidant avec l'instauration et la suppression du régime parmentier. Au point de vue thérapeutique cette coïncidence pouvait déjà évoquer l'idée des diverses *cures d'hygiène alimentaire*, conseillées dans les maladies chroniques et les troubles de la nutrition (cure de raisin, cure de petit lait, etc.). Il était donc permis de penser et de dire d'après l'observation clinique de nos malades que la *cure*

1. Par erreur, le graphique indique pour le nychthémère du 28 décembre, 28 gr. de sucre, au lieu des 38 gr. éliminés ce jour là.

2. Nous avons exposé les résultats de nos recherches sur cette question dans une nouvelle communication à l'Académie de médecine (11 février 1902). Nous reproduisons plus loin (p. 122), dans le chapitre consacré à la genèse de l'amélioration du syndrome diabétique par le régime des pommes de terre, les faits et déductions soumis à l'Académie dans cette seconde communication.

de pommes de terre était appelée à donner de bons résultats dans le diabète *arthritique, constitutionnel*. La composition chimique des parmentières d'abord, puis leur influence sur la réaction nous a conduit à rapprocher la cure de pommes de terre de la *cure alcaline*.

L'action alcalinisante des parmentières constatée dans notre dernière observation n'était pas accidentelle. Bientôt nous avons pu étudier pendant quinze jours consécutifs grâce à l'obligeance de notre collègue M. Rispal les variations de l'acidité urinaire chez une de ses malades atteinte de diabète arthritique. Là encore la glycosurie et la soif ont été manifestement amendées par le régime des pommes de terre. Sous l'influence des parmentières (1 500 gr. à 2 kilogr. par jour) substituées au pain, sans traitement médicamenteux, pendant la dernière semaine du séjour à l'hôpital, la moyenne nychthémérale du sucre est tombée à 12 gr. 75; celle de l'acidité totale à 1,718 (évaluée en acide oxalique). La semaine précédente, alors que la malade était au régime du pain (400 gr. par jour environ), ces moyennes avaient été : sucre 37 gr. 50, acidité urinaire 3,50.

Or, malgré les difficultés et les obscurités qui entourent la question de l'acidité urinaire totale (détermination de l'acidité, interprétation et valeur séméiologique de ses variations) — si l'on envisage dans leur ensemble les résultats enregistrés chez notre malade (Obs. X) et chez celle de M. Rispal, ils paraissent bien constituer un argument en faveur de notre théorie qui rapproche jusqu'à un certain point la cure de pommes de terre et la cure alcaline dans les diabètes sucrés. Il convient de le remarquer dès maintenant. Nous reviendrons sur ce sujet quand, après avoir exposé la relation clinique des effets du régime parmentier dans les diverses variétés du diabète, nous aborderons le problème de la pathogénie des améliorations obtenues.

§ II. — DIABÈTE MAIGRE

Les résultats favorables obtenus chez nos premiers malades devaient nous encourager à vérifier ce que deviendraient dans le diabète maigre les effets d'un changement de régime qui avait si bien réussi dans les diabètes gras. A priori on pouvait espérer que la substitution des pommes de terre au pain retrouverait encore son efficacité, mais non le déduire avec certitude.

Le diabète pancréatique et le diabète arthritique ne sont pas, en réalité, deux variétés d'une même maladie; ils procèdent de troubles ou d'états morbides différents ayant provoqué l'hyperglycémie avec toutes ses conséquences [1]. Sur quelles raisons pouvait donc se fonder notre espérance?

La modification de régime que nous étudions active l'utilisation du sucre dans l'économie (glycolyse), elle restreint par suite plus ou moins l'hyperglycémie et les accidents qui en dépendent. Dans les cas modérés, elle avait pu ramener l'hyperglycémie au voisinage de la glycémie normale, c'est-à-dire à un niveau où elle est parfaitement tolérée. Dans les cas graves, s'il était indiqué de procéder avec prudence, rien ne défendait de penser qu'elle pourrait aussi conserver son action bienfaisante, atténuer l'hyperglycémie sans atteindre le fond même de la maladie.

Nos prévisions se sont trouvées réalisées chez deux diabétiques maigres admis dans notre service et soumis à diverses reprises à l'alimentation aux parmentières. L'un était âgé de vingt-quatre ans, l'autre de quarante et un ans.

Voici le résumé des deux observations cliniques accompagné de graphiques qui traduisent aux yeux l'influence du régime sur la glycosurie et les principaux éléments du syndrome urinaire. Quant à la maladie elle-même, progressive et fatale, elle a suivi son cours après avoir été enrayée temporairement ou du moins atténuée dans une de ses manifestations les plus importantes.

Obs. XI. (Graphique N° 6.) — *Diabète maigre à évolution rapide chez un homme de vingt-quatre ans. Glycosurie, azoturie, polyurie considérables. — Effets comparés du régime aux pommes de terre, du régime au pain et du régime parmentier mixte (pain et pommes de terre).*

(Obs. résumée d'après les notes cliniques de M. Lassance, externe; analyses urologiques faites avec la collaboration de M. Getten, élève du service).

M*** Jean, jardinier, vingt-quatre ans, entré le 13 janvier 1900 à l'Hôtel-Dieu, salle Saint-André, n° 2.

Antécédents héréditaires. Imprécis. Père mort à soixante-douze ans; bonne santé habituelle; mère morte à quarante et un ans; 2 frères morts en bas âge. Le malade était le plus jeune.

Antécédents personnels. Rougeole à huit ans. De 10 à 11 ans, éruption furonculeuse persistante dans la région du cou. Aucun médecin ne fut consulté à cette époque.

Pas de signes d'arthritisme, pas de douleurs rhumatismales. A l'âge de

---

1. Mécaniquement l'hyperglycémie crée le syndrome diabétique : soif, polydypsie, polyurie, glycosurie. Voir Bouchard, *Maladies par ralentissement de la nutrition.*

vingt ans, M*** qui avait la taille actuelle (1 m. 83), est ajourné au conseil de revision pour faiblesse de constitution; fait son service militaire en 1898-1899 sans être malade.

Au mois d'août 1899, M*** campé aux environs de Toulouse boit dans les ruisseaux de la campagne, sans précautions, une eau douteuse. Il attribue à cette imprudence un grand rôle dans le développement de sa maladie. En septembre, à la caserne, il remarque la persistance d'une sensation de soif fréquente à laquelle il n'avait, en août, prêté aucune attention à cause des chaleurs de la saison.

Libéré en octobre, M*** veut reprendre son métier de jardinier, mais bientôt il est obligé d'y renoncer à cause d'une lassitude extrême dès qu'il fait le moindre effort et d'une faiblesse des jambes sans douleurs. Sécheresse de la bouche; soif intermittente, tantôt peu marquée, tantôt exagérée et provoquant à boire deux, trois litres de tisane ou de vin dans la journée. Polyurie. L'urine empèse les vêtements. Prurit. Diabétide génitale.

Décembre. — Même état de faiblesse. Vers la fin du mois sans cause connue, œdème des malléoles qui dure quatre à cinq jours.

La faiblesse toujours croissante et l'incapacité de travail amènent M*** à demander son admission à l'Hôtel-Dieu.

Etat au moment de l'entrée (13 janvier 1900). — Sujet émacié, grand; taille : 1 m. 83. Complexion relativement faible; aurait perdu 11 kilogrammes[1] depuis cinq mois (?). Pas de fièvre. Peau sèche, rugueuse, présente une augmentation de la pigmentation. Bouche sèche; salive rare, réaction acide. Grand appétit, soif fréquente. Polyurie et glycosurie très marquées. Le jour de l'entrée, un échantillon d'urine recueilli pour l'analyse (un litre environ) contient 117 grammes de sucre par litre; pas d'albumine. Densité 1050.

Fonctions digestives bien conservées; diarrhée accidentelle depuis hier. Constipation habituelle.

Foie déborde légèrement le bord des côtes.

Ampliation du côté droit du thorax. Le périmètre thoracique droit, mesuré au niveau des dernières fausses côtes, l'emporte de 1 cent. 5 sur le gauche. Pas de sensation anormale à la palpation; pas de douleurs spontanées ou provoquées dans la région du pancréas ou les parties avoisinantes.

Poumons et cœur : rien de spécial à noter.

Organes génitaux. — Balanite; prépuce épaissi, douloureux, permettant à peine de découvrir l'extrémité supérieure du gland.

---

1. Ce chiffre est probablement inexact. En effet le 19 janvier c'est-à-dire quelques jours après l'entrée, alors que le changement de régime et la disparition de la diarrhée avaient pu amener il est vrai un léger relèvement du poids, M... pèse 63 kilogrammes. D'après ses renseignements il pesait 69 kilogr. 500 au mois de juillet. Ce sont ces chiffres que nous prendrons comme repère. Ils amènent encore à enregistrer une perte de poids supérieure à 6 kilogr. 500, en moins de 6 mois, c'est-à-dire un mouvement de nutrition profond et rapide, chez un homme de vingt-quatre ans.

Le *sang* examiné au microscope ne contient pas de pigment [1].

Forces et résistance musculaire très diminuées. Sensibilité générale atténuée. Diminution des réflexes (le plantaire et le pharyngien sont abolis); léger affaiblissement de la vue.

Traitement : *Repos; pas de médication spéciale. Régime alimentaire ordinaire : 4e degré* (c'est-à-dire 480 grammes de pain par jour) avec autorisation, si besoin, des suppléments de ration accordés aux faméliques.

16 janvier. — Disparition de la diarrhée. Sous l'influence de cette amélioration et du repos, faiblesse générale moindre.

19 janvier. — Le poids atteint aujourd'hui 63 kilogrammes, ce qui donne pour le segment anthropométrique du sujet $\left(\dfrac{\text{Poids}}{\text{Hauteur}}\ \dfrac{63}{18,3}=3,4\right)$ une valeur 3,44 inférieure au rapport moyen normal représenté par le chiffre 4 d'après les statistiques de M. Bouchard [2].

L'histoire des phénomènes enregistrés pendant les six mois consécutifs que M*** est resté confié à nos soins doit être divisée *en trois périodes*. L'allure personnelle de son diabète une fois connue par une observation préliminaire de quelques jours, nous avons prescrit dans la première période, les remèdes classiques en même temps que nous cherchions à nous rendre compte des effets comparés du régime parmentier et du régime ordinaire au pain. Dans la deuxième, nous avons observé avec soin l'influence des deux régimes, employés seuls, sans l'addition de médicaments. Enfin dans la troisième période, nous nous sommes efforcé de faire bénéficier notre malade du régime alimentaire et de l'association des agents opothérapiques et médicamenteux usuels.

L'analyse des urines ayant été méthodiquement pratiquée chaque jour pendant toute la durée du séjour de M*** à l'hôpital, nous avons dressé le graphique des principaux éléments du syndrome urinaire. L'évolution générale et les modifications de ce syndrome sous l'influence des changements de régime peuvent ainsi être facilement suivies sur les tracés qui accompagnent chacune des trois phases de l'observation et nous permettent d'en rendre compte de façon synthétique.

1. L'augmentation de pigmentation de la peau nous portait à chercher si ce diabète ne se rapprocherait pas du diabète bronzé. En collaboration avec le Dr Daunic, nous avons apporté, les premiers, la démonstration de l'existence et de la diffusion du pigment dans les capillaires de la peau au cours du diabète bronzé (*Congrès de médecine*, Lyon, 1894; *Gazette hebdomadaire de médecine et de Chirurgie*, 1895).

2. *Traité de Pathologie générale*, t. III, p. 186 et 384. Le quotient $\frac{P}{H}$ oscillerait dans les conditions ordinaires entre 3,7 et 4,3. Ce qui conduit à admettre que le segment anthropométrique normal pèserait environ 4 kilogrammes. Dans le tableau dressé par M. Bouchard, on trouve que, à une hauteur de 1 m. 83 correspondrait environ un poids de 79 k. 500, c'est-à-dire un poids de 4 k. 33, pour le segment anthropométrique. Chez notre sujet, on peut donc apprécier qu'il est diminué de un quart puisqu'il pèse 3 k. 44.

Phase préliminaire (*15-22 janvier*) **et première période** (*22 janvier-15 avril*). — Du 15 au 22 janvier, l'analyse des urines fournit les renseignements suivants : La diurèse atteint 3-4 litres par jour; la densité oscille entre 1039 et 1048. La quantité du *sucre varie de 83 à 110 grammes par litre et de 258 à 360 grammes* dans les vingt-quatre heures, *en moyenne* 314 gr. 50 *par nychthémère*. Tendance à l'augmentation progressive de la diurèse et de la glycosurie.

- 22 janvier. — Depuis deux ou trois jours sans douleur ni cause apparente, réapparition de l'œdème périmalléolaire, bilatéral, remontant maintenant jusqu'à mi-jambe. Poids : 64 kilogrammes, mais l'infiltration séreuse des membres inférieurs explique cette augmentation d'un kilogramme.

A partir d'aujourd'hui *suppression du pain, remplacé par des parmentières cuites au four* (1 kilogr. 500 par jour). Pas d'autres modifications du régime alimentaire.

23-25 janvier. — Malgré le peu d'espoir inspiré par les signes résumés plus haut, ce changement de régime est suivi d'une notable décroissance de la glycosurie. *Le sucre tombe à 70-73 grammes par litre* : la diurèse est légèrement augmentée (3 lit. 50 à 4 litres), la densité décroît de 1039-1048 à 1033-35. L'œdème diminue.

Poids, le 27 janvier : 62 kilogrammes. M... réclame un supplément de nourriture; *la dose des pommes de terre est portée à 2 kilogrammes*, du 27 janvier au 4 février, et réduite à 1 kilogr. 500 du 4 au 8 février.

Pendant la première semaine du régime parmentier, *l'élimination de la glycose est moindre* qu'elle n'était dans le précédent septenaire, comme l'indiquent les moyennes nychthémérales suivantes :

DATE	RÉGIME ALIMENTAIRE	VOL.	RÉACT.	DENSITÉ	URÉE	CHLORURES	SUCRE
15-22 janvier,	500gr Pain.......	3lit400	Acide	1040	27gr56	15gr2	314gr50
22-27 » 28-29 »	1 500gr } 2 000 } Pom. de terre	3lit920	Moins acide [1]	1035	28gr10	19gr3	289gr7

Mais bientôt la glycosurie, enrayée un instant, reprend sa marche progressive, malgré le régime, le bromure, le cacodylate, etc. L'azoturie jusque-là peu marquée commence à se dessiner, puis s'accentue. L'hyperchlorurie, moins importante, dépend en partie au moins, très probablement de ce que M*** additionne ses parmentières d'une certaine quantité de sel.

Durant la seconde semaine (29 janvier au 8 février), *malgré la continuation du régime parmentier, la courbe de tous les éléments subit une ascension rapide* : les moyennes nychthémérales s'élèvent sensiblement au-dessus de celles de la semaine précédente :

Volume : 5 lit. 300. — Acide. — Densité : 1036. — Urée : 48, 90. — Chlorures : 28 gr. 62. — Glycose : 378 gr. 60.

1. Acidité diminuée au papier tournesol.

Poids : 60 kilogrammes le 8 février. Prurit et légère éruption prurigineuse. Même état général.

8 février. — Le malade est *remis au régime du pain*. Cette modification *accentue brusquement la tendance ascensionnelle des divers éléments* du syndrome urinaire, déjà marquée dans la période précédente. Sur le graphique les tracés de la diurèse et du sucre présentent un brusque ressaut.

Depuis ce moment jusqu'au 15 avril les deux régimes, ordinaire et parmentier, ont été employés alternativement; en même temps étaient prescrits les médicaments usités pour combattre le diabète. Mais comme il fallait s'y attendre malgré le régime, malgré les alcalins, le bromure, l'antipyrine, la levure de bière, etc., l'évolution du syndrome diabétique a été progressive pendant toute cette première période. Parfois, pendant l'application du régime parmentier, on a pu noter une diurèse et une glycosurie moindres, une amélioration de l'état général et comme un léger répit. Le graphique permet de saisir d'un coup d'œil ces modifications [1].

Le 14 février l'épreuve du bleu de méthylène faite par notre collègue M. Frenkel, délégué dans les fonctious de chef de clinique, ne révèle pas d'insuffisance rénale.

Deuxième période (*15 avril-11 juin*). *Suppression des agents médicamenteux. Effets comparés des régimes ordinaire et parmentier alternés.* — Pendant la première partie de cette seconde phase, le malade atteint son poids le plus élevé qu'il perd ensuite en partie. État général à peu près stationnaire, plutôt amélioré.

Comme on le voit sur le graphique 6, la ligne de la diurèse, pendant les périodes du régime des pommes de terre (1 kilogr. 500 par jour), reste régulièrement au-dessous du niveau atteint pendant les périodes d'ingestion de pain. Elle atteint comme moyenne nychthémérale 7^{lit},900 et 7^{lit},300 pendant les premières, au lieu de 8^{lit},600 et 8^{lit},870 pendant les secondes.

Il en est de même, malgré quelques irrégularités, pour l'excrétion du sucre dont les moyennes nychthémérales sont de 584 grammes et 537 grammes pendant les périodes du régime parmentier, au lieu de 659 grammes et 644 grammes pendant les périodes d'alimentation au pain, c'est-à-dire *inférieures respectivement de 75 grammes et de 107 grammes de sucre, par jour*, dans les premières comparées aux secondes. L'azoturie présente un

---

1. Le graphique a été soumis, dans son ensemble, à l'Académie de médecine et à la section de Pathologie générale du XIIIe Congrès médical international. Malheureusement la complication et l'étendue des tracés n'ont pas permis la reproduction du graphique même divisé en 3 parties correspondant chacune à l'une des trois périodes de la maladie. Les exigences typographiques ont permis seulement la reproduction du graphique de la IIe période (la plus importante, au point de vue qui nous occupe) et encore a-t-on été forcé de se limiter aux deux seules courbes de la diurèse et de la glycosurie.

Influence comparée du régime au pain et du régime aux pommes de terre sur la diurèse et la glycosurie
dans un cas de diabète maigre.

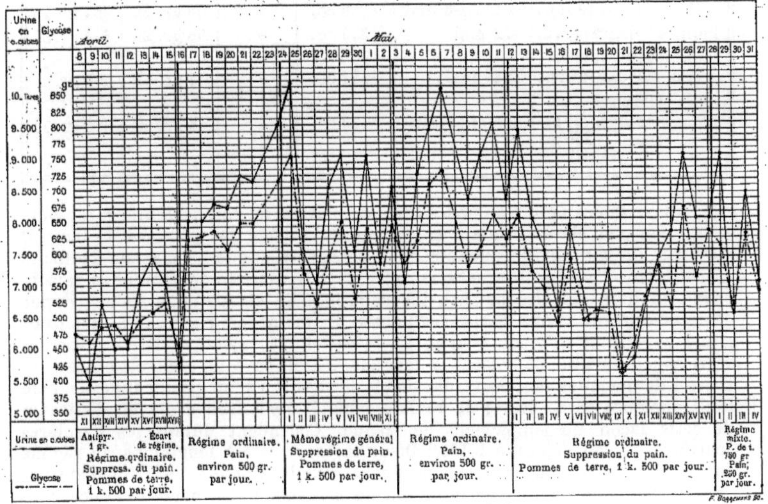

Graphique 6.

léger relèvement pendant les périodes de régime aux pommes de terre [1]. La soif a été diminuée pendant ces périodes. Le régime parmentier et la suppression de pain, acceptés avec plaisir, ont été continués sans fatigue.

La modification favorable de l'excrétion urinaire est résumée par le tableau des moyennes nychthémérales correspondant à chacune des périodes des divers régimes suivis pendant cette deuxième phase de l'observation.

RÉGIME	DURÉE	DIURÈSE Moyenne par 24 heures	RÉACTION	URÉE Moyenne par 24 heures	SUCRE Moyenne par 24 heures
Pain. 4° degré......	16-24 avril.	8 600 cc.	Acide	75 gr. 20	659 gr. 60
Pommes de terre.... (1 k. 500 par jour)..	24 avril-3 mai.	7 920 cc.	»	78 gr. 26	584 gr. 26
Pain. 4° degré.......	3-12 mai.	8 870 cc.	»	70 gr. 22	644 gr. 38
Pommes de terre... (1 k. 500 par jour)..	12-29 mai.	7 328 cc.	»	71 gr. 12	537 gr.
Régime mixte { Pommes de terre. 750 gr. Pain.... 250 gr. } (par-jour).	(29 mai-11 juin).	8 100 cc.	»	65 gr. 60	588 gr. 70

1. Dans le tableau qui résume les analyses d'urine, on voit que l'urée a toujours été un peu plus élevée pendant la période du régime des pommes de terre. Il y avait là un fait dont l'explication nous échappait, et que nous avons d'ailleurs constaté dans d'autres observations (voir Obs. III). Nous en cherchions la raison, quand un jour une circonstance jusque-là ignorée et que nous avons connue de façon fortuite, nous parut l'expliquer du moins en partie. M..., qui avait grand appétit et que son régime ne rassasiait pas assez, avait été offrir ses services à la cuisine, pour laver la vaisselle. Il était payé de ses bons offices par l'octroi de quelques morceaux de viande. Il disait n'avoir pas mangé de pain (sauf quelques rares écarts de régime) mais il avait trouvé moyen d'attraper de cette façon un supplément de viande. Cependant durant les dernières semaines de son séjour à l'Hôtel-Dieu, après avoir été longtemps au régime carné, M... manifestait un certain dégoût pour la viande — qui fut d'ailleurs supprimée en raison de l'accentuation du mauvais état général — et acceptait avec plus de plaisir légumes et pommes de terre.
Si l'augmentation du régime carné peut expliquer en partie dans certains cas l'augmentation de l'excrétion uréique, il y avait cependant quelque chose de plus. Nous avons été conduit plus tard à penser qu'il fallait voir là un effet de la cure de pommes de terre analogue à celui que produit très fréquemment la cure à Vichy (voir Gautrelet, *Soc. de médecine pratique de Paris*, 1890, p. 367). Par les sels alcalins que la pomme de terre contient elle faciliterait l'oxydation plus complète des matériaux azotés. Nous avons touché incidemment quelques mots de cette question à la Société Anatomo-clinique de Toulouse après la communication d'un cas très intéressant dans lequel M. Mirabail a étudié comparativement le rapport azoturique d'une diabétique pendant le régime au pain et pendant le régime parmentier. (Cf. *Toulouse médical*, 21 juin 1902.)

Troisième période (*12 juin-20 juillet*). *Traitement par les agents médicamenteux ordinaires et opothérapiques associés au régime.* — Pendant cette période la glycosurie est fortement abaissée par cette thérapeutique empruntant ses armes aux diverses médications, mais l'état général s'altère sérieusement. La somnolence, l'apathie se montrent. La crainte de voir s'établir des manifestations d'acétonémie grave et le coma diabétique, fait interrompre tous *médicaments*. Le sucre augmente mais l'état général cesse d'être menaçant [1]. Je n'insiste pas sur ces derniers phénomènes, cependant très instructifs. Ce sont les résultats de la deuxième période qui surtout nous intéressent ici.

Ces résultats que le graphique 6 rend de façon saisissante sont, on le voit, en harmonie avec nos précédents travaux. Comme nous le disions en terminant notre communication au Congrès de Paris, auquel nous avons soumis ce cas longuement étudié : « Ils permettent d'étendre au diabète pancréatique ce que nous avions avancé pour le diabète arthritique, au sujet de l'heureuse influence du régime parmentier, mais celui-ci doit toujours être employé avec prudence et sous la réserve d'une surveillance attentive des effets produits. »

Un second essai du régime parmentier chez un autre diabétique maigre adressé à notre Clinique par un de nos anciens élèves, M. le Dr Pla, peu de temps après le départ de M***, est venu confirmer nos conclusions. Bien plus, comme ce second malade avait un appétit vorace il demanda et supporta, de façon surprenante, des doses de pommes de terre que nous avons accordées uniquement sous réserves, prêt à les supprimer ou les restreindre au moindre accident (3 kilogr. par jour).

Non seulement celles-ci furent admirablement supportées, — au point d'exciter notre étonnement et celui de nos collaborateurs, — mais la soif, la diurèse, la glycosurie et l'œdème des membres inférieurs ont été moindres quand notre diabétique a mangé la dose invraisemblable de 3 kilogrammes de pommes de terre par jour,

---

1. Notre malade a été envoyé à l'hôpital de Luchon pour profiter d'un séjour au pied de la montagne pendant le mois d'août. A la fin de sa saison il n'est pas revenu à l'Hôtel-Dieu. Il avait présenté dans les derniers temps de son passage dans notre clinique, de l'acétonurie et une tendance à la somnolence. Il était affaissé mais gardait à peu près son poids (64 kilos) et sa stature. En octobre, au moment où nous reprenions le service, nous avons fait demander des nouvelles de M... Le pauvre garçon avait succombé chez lui, un mois après sa rentrée de Luchon, d'où il était revenu sans aggravation manifeste de son état.

pendant plusieurs jours consécutifs, que pendant la période d'alimentation au pain.

La diminution ou disparition de l'œdème coïncidant avec la diminution de la polyurie et de la polydipsie sous l'influence d'une alimentation bien faite, semble-t-il, pour exciter la soif était de nature à provoquer les réflexions. Théoriquement on ne saisit pas, du premier coup, la genèse et la filiation de ces phénomènes. Ils ont pu cependant être provoqués à plusieurs reprises, être annoncés d'avance, avoir pour témoins les élèves qui suivaient nos leçons à cette période de l'année (semestre d'hiver 1900-1901) et sont d'ailleurs inscrits avec une alternance remarquable sur le graphique dressé par MM. Serr et Getten, externes du service.

Pendant une des périodes d'alimentation aux pommes de terre dont le malade avait réclamé avec insistance 3 kilogrammes si nous voulions qu'il se privât complètement de sa ration de pain, — 1 kilogramme par jour, — nous avons dosé, avec le concours de M. Mailhe, les matières hydrocarbonées échappées à l'action des sucs digestifs et chassées sans avoir été utilisées. De même que chez le diabétique arthritique (obs. IV), nous avons constaté que chez ce diabétique maigre, la moyenne des hydrates de carbone non utilisés était très faible et sensiblement égale pendant l'un ou l'autre régime.

Afin de ne pas augmenter encore les proportions de ce travail nous ne produirons ici qu'un résumé de l'observation. Les particularités qui individualisent ce cas, une fois indiquées, le graphique avec les indications qu'il porte suffira à éclairer, à « illustrer » (dans l'acception que, à l'étranger, on donne à ce terme), la courte relation clinique ci-dessous résumée.

Obs. XII. (Graphique n° 7.) — *Diabète maigre. Polyurie (7 à 10 litres d'urine par jour). — Glycosurie (600-700 grammes en vingt-quatre heures). Substitution des pommes de terre (2 à 3 kilogr. par jour) au pain (1 kgr.). — Résultats favorables du changement de régime. — Contre-épreuve; Résultats concordants.*

Preuve de l'utilisation parfaite des féculents dans le tube digestif, par le dosage comparatif des hydrates de carbone contenus dans les fèces au cours des régimes au pain ou aux pommes de terre.

(Résumé d'après les notes cliniques de M. le Dr Sarda, chef de clinique, et les analyses faites en collaboration de MM. Mailhe, Canivencq et Lévy.)

F. M..., typographe, quarante-sept ans, envoyé par M. le Dr Pla, entré le 9 octobre 1900, salle Saint-André, n° 7.

Antécédents héréditaires. — Père nerveux. Mère obèse, migraineuse.

Antécédents personnels. — Rien de bien particulier, ni syphilis, ni traumatisme, ni alcoolisme; quelques légers accidents d'intoxication saturnine. Pas de maladies infectieuses. Hydrocèle, il y a deux ans. A cette époque, F. M... paraissait en bonne santé et pesait 71 kilogr. La maladie actuelle aurait débuté il y a environ dix-huit mois. Les premiers phénomènes auraient consisté en extinction de voix, toux, sueurs abondantes. F. M... maigrit alors rapidement, quoique mangeant beaucoup et buvant énormément (six à sept litres d'eau et 3 litres de lait par jour). Mictions fréquentes. Progressivement se montrent : les crampes dans les membres inférieurs, la chute des dents, une lassitude générale, la diminution de la force musculaire; puis on constate la présence d'une abondante quantité de sucre dans l'urine.

Malgré les soins donnés par M. le Dr Pla (antipyrine, douches, toniques, etc.) les phénomènes ne s'amendent pas. F. M... émacié, affaibli, ayant perdu 20 kilogr. en dix-huit mois, entre à l'Hôtel-Dieu le 9 octobre 1900.

État au moment de l'entrée. — *Signes du diabète grave* : polyurie abondante (8 à 9 litres par jour), polydypsie et azoturie très marquées; glycosurie exagérée (700 grammes de sucre environ dans les urines des vingt-quatre heures), polyphagie, amaigrissement : œdème des membres inférieurs. Taille 1 m. 625. Poids 51 kgr. Poids du segment anthropométrique

$$\frac{51}{16,25} = 3,14$$ c'est-à-dire très inférieur à la moyenne.

Le *foie* présente ses dimensions normales. Pas de douleurs, ni de sensation anormale dans la région du foie et du pancréas.

Fonctions digestives bien conservées. Appétit famélique. En raison de l'exagération de la faim, on prescrit : Pain, 750 grammes par jour. Ration supplémentaire des aliments ordinaires (2 à 4 degrés en plus du 4e degré). Cependant, F... n'est pas rassasié. Il se fait apporter régulièrement du dehors, en outre des quelques aliments autorisés, 2 kilogrammes de pain par semaine et les distribue en parts à peu près égales, pour les manger dans un repas complémentaire pris au milieu de chaque nuit.

I. — *Du 11 au 22 octobre.* — *Régime ordinaire au pain* (750 grammes prescrits et 250 à 300 grammes par jour pris à notre insu). Résultat de l'analyse des urines : quantité, 8^{litres}170; densité, 1035; urée, 67 grammes; sucre, 637 grammes en moyenne par vingt-quatre heures.

II. — *Du 22 octobre au 3 novembre.* — *Régime parmentier*, 2 kilogrammes de pommes de terre par jour (1 kilogramme à chaque repas) à la place du pain supprimé, mais F. M... mange en plus, pendant toute cette période, 250 à 300 grammes de pain par nychthémère. Cette substitution est très bien supportée. La soif, la glycosurie, la diurèse diminuent. F. M... témoigne une grande satisfaction d'avoir la bouche moins sèche et d'avoir pu dormir grâce à l'atténuation considérable de la sensation de sécheresse pénible qui l'éveillait et l'obligeait à boire pour se désaltérer plusieurs fois pendant la nuit.

Moyennes nychthémérales des éléments du syndrome urinaire pendant cette période : volume, 6,760; densité, 1035,7; urée, 56 grammes; sucre, 524 grammes.

III. — *Du 3 au 14 novembre.* — Le retour au régime du pain ramène les phénomènes de la première période, et enraye l'amélioration du syndrome urinaire. (Voir le graphique 7 et le tableau p. 74.)

IV. — *Du 14 au 27 novembre.* — Le 14 novembre on reprend à titre de contre-épreuve le *régime parmentier* (2 kilogrammes de pommes de terre par jour). Mêmes résultats favorables que dans la période II. Le malade appréciant les bons effets de ce régime nous informe des infractions commises antérieurement et demande une ration supplémentaire de parmentières si nous tenons à ce qu'il supprime entièrement le pain. Sur *ses instances pressantes* et après avoir constaté sa tolérance parfaite pour les 2 kilogrammes de parmentières ingérées, le pain est complètement supprimé à partir du 20 novembre et la ration des pommes de terre portée à *3 kilogrammes par jour*. Cette dose considérable, accordée sous réserves, continuée régulièrement du 20 au 27 novembre est parfaitement supportée. Pendant ce septenaire *la diurèse est en moyenne de 7 litres*, la glycosurie reste à *590 grammes*, par jour. *La soif, l'œdème restent très sensiblement diminués.*

V. — *Brusquement le 27 novembre, après une semaine de ce régime exceptionnel, on reprend le régime du pain (1 kilogr. par jour) jusqu'au 5 décembre.* Pendant cette période *la soif redevient intense, la moyenne nychthémérale de la diurèse s'élève* à 9 litres et demi par jour; celle de l'*élimination du sucre monte à 747 grammes* par jour, c'est-à-dire qu'elle dépasse de 157 grammes par jour l'excrétion moyenne du sucre pendant la période où le malade mangeait 3 kilogrammes de pommes de terre chaque jour, à la place du pain supprimé.

Les dosages comparatifs des matières hydrocarbonées, expulsées dans les fèces, montrent que la moyenne de ces substances éliminées avec les résidus de la digestion reste voisine de 2 grammes avec un faible écart dans un sens ou dans l'autre, suivant que le malade est au régime du pain où des pommes de terre. C'est-à-dire que l'influence du changement de régime semble, à ce point de vue spécial, réellement négligeable.

Les résultats des analyses sont consignés dans le tableau ci-contre.

6 décembre. — F. M. voyant son état rester stationnaire, demande son exeat, pour aller reprendre son travail malgré notre avis qu'il n'est pas encore assez valide pour cette tentative. Il déclare qu'il continuera à suivre chez lui le régime des pommes de terre dont il s'est bien trouvé à plusieurs reprises.

RÉGIME ALIMENTAIRE	DATES	POIDS DES FÈCES en 24 h.	SUCRE DOSÉ D'APRÈS LA TRANS-FORMATION DES HYDROCARBONÉS		MATIÈRES HYDRO-CARBONÉES REJETÉES AVEC LES FÈCES DES 24 H.	OBSERVATIONS
			a) dans la prise d'essai.	*b)* évalué dans les fèces des 24 h.		
		gr.	gr.	gr.	gr.	Pendant la durée du régime aux parmentières, la diurèse, la gly-cosurie, la soif ont été bien moindres que durant la pé-riode du régime au pain.
A. Pas de pain. 3 kilogr. de pommes de terre par jour.	22 nov...	380	0,080	3,04	2,736	
	23 — ...	390	0,075	2,925	2,632	
	24 — ...	190	0,092	1,748	1,573	
	25 — ...	205	0,100	2,05	1,845	
	26 — ...	180	0,082	1 476	1,328	
	27 — ...	190	0,055	1 045	0,940	
	Moyenne.	256	»	2,047	1,842	
B. Suppression des pommes de terre. Pain 1 kgr. par jour.	2 déc....	280	0,270*	7,56*	6,80	Malgré la dimi-nution de la diu-rèse l'œdème des membres infé-rieurs a été moin-dre pendant la période du ré-gime aux pom-mes de terre.
	3 —	190	0,030	0,57	0,543	
	4 —	200	0,045	0,94	0,846	
	Moyenne.	190	»	3,022*	2,721	

* Nota. — Le 2 décembre, jour où le dosage du glycose dans la prise d'essai donne un chiffre de beaucoup plus élevé que celui des jours précédents ou suivants, il y a eu une modi-fication de détail dans les manipulations. La liqueur contenue dans le ballon a été neutralisée avant filtration, tandis que tous les autres jours elle était neutralisée après avoir été filtrée. De ce fait y a-t-il eu erreur? La formation d'oxydule de cuivre après addition de la solution de Fehling a été, ce jour-là, beaucoup plus nette que dans les autres liqueurs. Faudrait-il penser qu'il y a eu, un jour, passage d'une quantité abondante de matières hydrocarbonées, puis d'une quantité très faible les deux jours suivants? Dans la goutte, on voit, — et nous avons montré que le même phénomène existe chez le vieillard, — des écarts très considé-rables, d'un jour à l'autre, dans l'excrétion de certains éléments constitutifs de l'urine. Aussi est-il nécessaire de fournir, dans les études de ce genre, les résultats de l'observation, non d'un seul nychthémère, mais, toutes les fois que cela est possible, de plusieurs nychthémères consécutifs et de prendre la moyenne. Toutefois, ici, nous ne donnons les derniers chiffres que sous réserve, en raison de l'écart très considérable.

Pendant les deux jours qui ont précédé la sortie, la diurèse a atteint 8 lit. 800 et 10 litres avec 66-67 grammes d'urée; 726 gr. et 653 grammes de sucre. F... était à ce moment au régime du pain. Pas d'albumine. Rien au cœur, ni au poumon. Léger œdème des membres inférieurs. Même état de la réflectivité médullaire. Poids 55 kilogs.

Le graphique n° 7 permet de suivre l'allure du syndrome urinaire pendant toute la durée du séjour de F. M. dans nos salles. L'influence du régime parmentier se traduit avec une extraordinaire netteté sur les divers tracés qui représentent l'évolution de l'excrétion nychthé-mérale de l'urine et du sucre. Le régime du pain détermine inva-

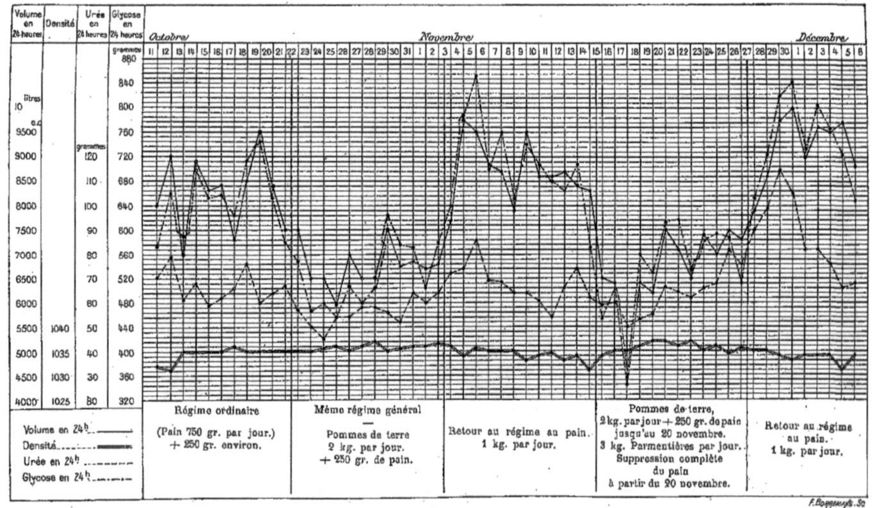

Graphique 7.

REMARQUE. Du 11 octobre au 20 novembre, le malade s'est fait apporter, à notre insu, 250-300 gr. de pain environ par jour en plus de sa ration de pain 750 gr. par jour) ou de pommes de terre.

riablement l'ascension des courbes, le régime aux pommes de terre coïncide avec leur abaissement et cela avec une constante régularité. Là glycosurie moyenne par 24 heures a été un peu plus élevée (592 gr.) quand le malade a eu 3 kilogrammes de pommes de terre, que pendant les périodes où il avait pris 2 kilogrammes de parmentières et 250 grammes de pain mais bien inférieure à ce qu'elle a été pendant les trois périodes de régime au pain (637 gr.; 718 gr. et 747 gr.

A côté du graphique, le tableau suivant dans lequel nous avons résumé les moyennes nychthémérales des principaux éléments du syndrome urinaire correspondant à chacune des périodes du régime au pain et du régime aux pommes de terre, permet de se rendre compte

RÉGIME	DURÉE	DIURÈSE Moyenne par 24 h.	RÉACTION	DENSITÉ	URÉE Moyenne par 24 h.	A. PHOS-PHORIQUE Moyenne par 24 h.	SUCRE Moyenne par 24 h.
Pain (1 kgr. p. jour)..	11-22 oct.	litres 8,170	Acide.	1035	gr. 67	gr. 3,11	gr. 637
Pommes de terre 2 k. p. j. (+250 gr. pain).	22 oct.-3 nov.	6,760	»	1035,7	56,43	2,92	524
Pain (1 k.)..	3-14 nov.	8,80	»	1034,5	73,70	3,35	718
Pommes de terre (2 k.). p. j. (+250 gr. pain).	14-20 nov.	6,770	»	1034,6	58	3,36	525
Pommes de terre (3 k. par jour).	20-26 nov.	7,190	»	1036	69,28	3,91	592
Pain (1 k. par jour)..	26 nov.-6 déc.	9,480	»	1033,7	87,40	5,90	747

de l'heureuse influence exercée sur la diurèse et la glycosurie par la substitution des pommes de terre au pain. Rappelons que jusqu'au 20 novembre, F. M. en plus des 750 grammes de pain ou des 2 kilogrammes de pommes de terre prescrits comme ration alimentaire quotidienne, se faisait apporter à notre insu 250-300 grammes de pain, qu'il mangeait pendant la nuit.

En résumé, après un séjour de deux mois dans notre Clinique, — pendant lequel nous avons employé à plusieurs reprises la suppression du pain et le régime parmentier pour lutter contre la marche inéluctablement envahissante de ce diabète grave, — la maladie malgré son haut degré de gravité paraît avoir subi un temps d'arrêt dans son évolution progressive. La soif a diminué, les nuits ont été meilleures, le sommeil moins entrecoupé. Le poids a augmenté, l'œdème a diminué ou disparu, les forces sont un peu revenues. F... a pu descendre dans la cour et se tenir presque toute la journée debout sans fatigue, tandis que ses jambes refusaient presque de le porter quand il est entré à l'hôpital. Pendant les périodes d'alimentation aux pommes de terre la diurèse, la glycosurie ont été très sensiblement au-dessous du niveau atteint pendant le régime ordinaire. C'est au cours de ce régime que les forces ont augmenté et que l'œdème des membres inférieurs a diminué tout comme nous l'avions déjà vu dans l'observation précédente [1].

D'autres diabétiques maigres toléreraient-ils sans inconvénients, avec avantage, comme F..., des doses de pommes de terre aussi fortes ? Nous n'osons nous prononcer sur ce point. C'est à la pratique qu'il appartiendra de résoudre la question. Remarquons seulement que notre malade a insisté pour obtenir 3 kilogrammes de pommes de terre représentant approximativement la ration de pain (1 kilogramme), qu'il mangeait tous les jours. Il avait même demandé un nouveau supplément qui ne fut pas accordé. Assurément il serait désirable que le diabétique puisse arriver à se priver assez facilement de pain. Malheureusement il en est rarement ainsi dans la pratique. Si on supprime le pain, il faut le remplacer par une ration alimentaire équivalente, point trop coûteuse, ni trop désagréable. La substitution des pommes de terre au pain remplit les conditions exigées. Le régime parmentier que nous préconisons offre seul le moyen — et encore ! — que le patient suive assez régulièrement le régime prescrit.

Les deux observations précédentes prouvent que dans le diabète grave, les pommes de terre peuvent avantageusement remplacer le

1. F..., une fois sorti de l'hôpital, « mange de tout, à sa faim », reprend son travail, non sans peine et sans efforts. Il absorbe comme médicament un remède dont il a lu les effets à la quatrième page des journaux ; il prétend s'en trouver bien quand il revient nous voir, trois mois environ après avoir quitté nos salles. A ce moment son émaciation est plus profonde encore que lorsqu'il était dans notre service. Nous faisons remarquer combien ses joues sont creuses, l'anhélation et la fatigue rapides. Tout fait redouter un pronostic fatal à brève échéance. Néanmoins le moral est bon. Nous avons fait prendre des nouvelles de F... en octobre ; on nous a répondu que la faiblesse avait été toujours progressivement de plus en plus accentuée, qu'il n'avait pu continuer son travail et avait succombé depuis trois mois (juillet 1901).

pain. La glycosurie et la diurèse ont manifestement fléchi pendant les périodes de régime aux parmentières, la quantité de sucre a pu baisser de plus de cent grammes par jour pendant ces périodes. L'état des forces est devenu meilleur.

Dans le diabète maigre, comme dans le diabète arthritique (diabète gras) la pomme de terre est donc non seulement un aliment permis, mais un aliment utile, salutaire même, d'après ce qu'il nous a été donné de voir. Deux cas ne suffisent pas pour formuler des conclusions générales. Toutefois on voudra bien reconnaître : 1° que les contre-épreuves tentées à plusieurs reprises au cours de nos deux observations et fournissant chaque fois des résultats concordants; 2° que les événements survenant à chaque changement de régime régulièrement, comme ils étaient attendus, donnent à ces deux observations une valeur documentaire importante.

Notre expérience nous autorise donc (bien entendu sous la réserve expresse d'une surveillance attentive des effets produits), à recommander la pomme de terre, à doses suffisantes pour maintenir l'équivalence de la ration alimentaire, à la place du pain, dans les diabètes graves avec conservation de l'intégrité des fonctions digestives.

Contrairement aux craintes exprimées par Bouchardat, cette substitution n'a pas été plus dommageable chez les diabétiques très sévèrement atteints que chez les autres qu'il nous a été permis de voir. Son influence bienfaisante a même été relativement plus marquée, plus surprenante dans nos deux cas de diabète maigre.

§ III. — DIABÈTE NERVEUX OU DE CAUSE INDÉTERMINÉE

Nous rangeons, par exclusion, sous cette rubrique l'observation suivante relative à une femme jeune encore, très nerveuse, sans tare ni antécédents arthritiques, atteinte de phlegmon du ligament large et chez laquelle, en même temps que des symptômes peu anciens du diabète, on constatait l'existence de 120 à 140 grammes de sucre par jour dans les urines. Nous avons dû à l'obligeance de notre collègue, M. Cestan, chargé de la direction des Cliniques chirurgicales de la Faculté pendant les vacances (1901), de pouvoir suivre ce cas intéressant qu'il avait bien voulu nous signaler. La malade avait été envoyée en chirurgie pour être opérée. Avant toute intervention, M. Cestan consentit à essayer le changement de régime qui nous avait donné de bons résultats en médecine et confia aimablement à notre chef de clinique M. Sarda, l'observation de cette malade ainsi que celles de deux autres diabétiques atteints de complications chirurgicales du diabète, en ce moment dans ses salles. On trouvera ces deux observations plus loin.

La malade qui fait le sujet de l'observation actuelle ne voulut pas être opérée. Son histoire nous servira de transition pour passer au chapitre suivant dans lequel nous étudierons les effets du régime parmentier chez les diabétiques atteints de plaie ou de complications chirurgicales.

OBS. XIII [1]. (Graphique n° 8.) *Diabète d'intensité moyenne (120 à 140 grammes de sucre par jour) chez une femme de trente-quatre ans, atteinte d'un volumineux phlegmon du ligament large. — Régime parmentier substitué au régime ordinaire. — Amélioration brusque et considérable du syndrome diabétique.*

Clinique chirurgicale de M. le professeur Jeannel suppléé par M. Cestan, professeur agrégé.

X. J. — Trente-quatre ans, ménagère, entrée le 17 août 1901. Salle Saint-Vincent, n° 14.

Rien de particulier dans les antécédents héréditaires. Peu de temps avant son entrée à l'Hôtel-Dieu, consulte un médecin qui soupçonne le diabète et demande à analyser les urines. Soif et appétit augmentés; ingère 3 à 4 litres de liquide dans les vingt-quatre heures. — Diurèse augmentée.

Fonctions digestives bien conservées.

Estomac. Rien de particulier à signaler.

Foie déborde de *1 cm. et demi* les fausses côtes; paraît plutôt abaissé qu'augmenté de volume.

Système nerveux. — La malade ne présente pas de troubles psychiques, mais est fort excitable, se trouble pour un rien, rit et pleure à la moindre occasion. — Pas de crises nerveuses. — Perte de la force et de la résistance à la fatigue (effort ou station debout). Réflexes tendineux et cutanés normaux. Abolition complète des réflexes nasal, conjonctival, pharyngo-épiglottique.

Phlegmon du ligament large gauche.

Régime alimentaire. Syndrome urologique. — La malade est au régime ordinaire (4° degré; pain 400 gr.) depuis son entrée dans les salles. Du 3 au 6 septembre Mme X. J. est laissée à ce régime qui est modifié brusquement le 7 septembre. *Suppression du pain remplacé par une ration alimentaire sensiblement équivalente de pommes de terre (700 à 900 gr. par jour) cuites au four,*

1. Résumé d'après les notes cliniques de M. le Dr Sarda, chef de clinique; analyses urologiques faites avec la collaboration de MM. Lévy et Mirabail, externes du service.

mais il faut noter que, lorsqu'il y a eu de la soupe au pain, la malade en a mangé.

Le graphique dressé par M. Serr, montre l'influence du changement de régime.

Pendant le régime au pain, le tracé de la glycosurie se tenait entre

Influence comparée du régime au pain et du régime aux pommes de terre, sur les éléments du syndrome urinaire dans un cas de diabète nerveux.

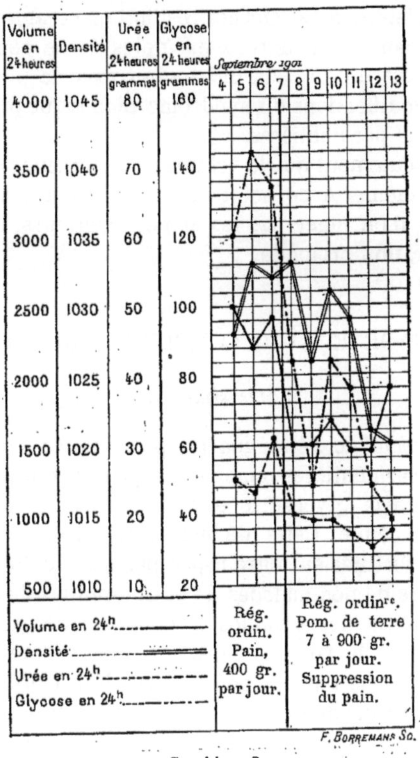

Volume en 24 heures	Densité	Urée en 24 heures	Glycose en 24 heures
		grammes	grammes
4000	1045	80	160
3500	1040	70	140
3000	1035	60	120
2500	1030	50	100
2000	1025	40	80
1500	1020	30	60
1000	1015	20	40
500	1010	10	20

Septembre 1901 — 4 5 6 7 8 9 10 11 12 13

Volume en 24ʰ ——————
Densité ——————
Urée en 24ʰ ——————
Glycose en 24ʰ ——————

Rég. ordin. Pain, 400 gr. par jour.

Rég. ordin^re. Pom. de terre 7 à 900 gr. par jour. Suppression du pain.

F. Borremans Sc.

Graphique 8.

120 et 145 grammes (voir Graphique n° 8); le 7 septembre, jour du changement de régime, il tombe à 84 grammes; le lendemain à 48; et après une oscillation qui le porte à 84 grammes le surlendemain, il redescend progressivement jusqu'à 36 grammes le 12, dernier jour où l'analyse a été faite.

La densité de 1 028-1 033 est descendue progressivement à 1 020; la polyurie peu marquée pendant le régime au pain (2 200 à 2 500 cc. par jour) disparaît avec le régime aux pommes de terre. La diurèse oscille alors de 1 400 à 1 900 cc. dans les 24 heures.

Pendant la période du régime ordinaire il n'y eut pas d'azoturie d'une façon absolue (25 à 31 grammes) quoique la quantité d'urée fût supérieure à ce qu'elle doit être chez la femme à l'hôpital. Elle s'est tenue dans les limites normales pour la femme, ne fournissant, pas de travail et soumise à la région alimentaire des hôpitaux (15 à 20 grammes) quand la malade a été au régime des pommes de terre.

Nous n'insisterons pas sur ces résultats favorables. Nous connaissons maintenant de nombreux exemples de ce genre, mais le graphique nᵒ 8 est un de ceux qui traduit avec le plus de netteté les heureuses modifications du syndrome diabétique produites par l'alimentation aux parmentières.

Ajoutons seulement que le volume de la tumeur de la fosse iliaque est resté le même. A ce point de vue il n'y a pas eu, autant qu'il était permis d'en juger par les signes extérieurs, de modifications de la suppuration profonde.

§ IV. — DIABÈTE AVEC COMPLICATIONS CHIRURGICALES

1. — *Plaies simples.* — *Anthrax.*

L'amélioration de l'état général pendant les périodes d'alimentation aux parmentières amenait à penser que l'euphorie et la diminution de la glycosurie étaient corrélatives d'une diminution de l'hyperglycémie. Cette déduction très rationnelle, mais théorique [1], était fortifiée en notre esprit par cette coïncidence observée chez plusieurs de nos malades de la diminution de la glycosurie et de l'amélioration des troubles fonctionnels liés à l'hyperglycémie (comme la soif, la fatigue, l'insomnie, les douleurs névralgiques rebelles, etc.). Aussi avions-nous été conduit à prévoir et annoncer qu'il en serait sans doute de même pour les troubles trophiques et complications chirurgicales dépendant de la même cause.

Les observations (IV, XIV, XV) dans lesquelles on enregistre

---

1. La preuve directe pouvait être faite par l'examen du sang recueilli directement dans la veine ou fourni par des ventouses scarifiées. Bien qu'il soit possible de recueillir aseptiquement, sans grands risques une petite quantité de sang par l'un ou l'autre de ces procédés, nous avons préféré, chez les diabétiques, nous abstenir de cette investigation qui nécessitait une légère solution de continuité d'une veine ou des téguments.

rapidement, dès l'instauration du régime aux pommes de terre, l'accélération de la réparation des tissus après un volumineux anthrax et la disparition des furoncles (Dieulafé); l'accélération de la cicatrisation d'une plaie jusqu'à ce moment torpide et traînaillante (Mossé, Sarda) sont bientôt venues prouver la légitimité de nos déductions. De ces observations nous en avons déjà relaté une (IV) qui a dû prendre place dans la première partie de ce travail, en raison des autres conditions spéciales au malade et des dosages qu'elle a fourni l'occasion d'apporter comme témoignage de la réalité de l'absorption des pommes de terre.

Dans celle-ci il s'agissait d'une plaie, consécutive à l'incision d'un phlegmon suppuré de la paume de la main, qui n'achevait pas de cicatriser, semblait vouloir rester fistuleuse. Quelques jours après que le malade eut été soumis dans notre service au régime parmentier, la glycosurie et la diurèse diminuaient dans des proportions que le graphique IV rend vivantes et la plaie se fermait complètement en quelques jours (voir page 43).

Voici les deux autres observations. Ici, comme dans l'obs. IV, nous avons encore affaire à des diabètes arthritiques et les accidents sont de *petits accidents chirurgicaux* puisqu'il s'agit d'une *plaie* de la main dans le premier cas, d'un *anthrax* dans le second.

Obs. XIV. — *Diabète arthritique.* — *Plaie de la main sans tendance à la guérison.* — *Substitution des pommes de terre au pain (2 kilogr. environ par jour).* — *Diminution de la glycosurie.* — *Cicatrisation rapide de la plaie.*

Résumé d'après les notes communiquées par M. le Docteur Sarda, chef de clinique.

M. X... Cinquante-trois ans, propriétaire.

Antécédents héréditaires. — Père mort à soixante-deux ans, hémiplégique. Mère obèse, morte nerveuse avec crises.

Collatéraux : une sœur très obèse.

Antécédents personnels. — Pas de maladies de l'enfance, ni de l'adolescence. Aucune affection à signaler jusqu'à la maladie actuelle, sauf une gelure du pied en 1870. — Habitudes alcooliques. — Abus de tabac. — Un enfant ayant de la tendance à l'obésité.

Maladie actuelle. — Il y a cinq ans, sentiment de lassitude rapide malgré un appétit très bien conservé.

L'analyse des urines révèle la présence de 80 grammes de sucre par litre. La quantité d'urine éliminée dans les vingt-quatre heures n'a pas été mesurée exactement; elle atteignait approximativement 3 litres 1/2 à 4 litres par jour; le malade dit qu'il urinait très fréquemment aussi bien le jour que la nuit. — Le besoin d'uriner devait être satisfait aussitôt qu'il se faisait sentir. — La quantité d'urine émise, à chaque miction était assez abondante. Il arrivait facilement à M. X... de remplir son vase dans la nuit. — Soumis dès lors à un régime sévère, il abandonne aussitôt le tabac et ne boit plus d'alcool. — La nourriture est réglée, il ne mange plus de féculents, etc. *Médication : antipyrine.*

Après quelques mois, le sucre avait diminué, il n'était plus que de 20 à 25 grammes par litre, mais la polydipsie, la polyphagie, la polyurie et la pollakiurie étaient identiques.

Les forces étaient un peu revenues et le malade moins accablé supportait plus facilement son affection.

En 1899, au mois de septembre, *blessure sur le dos de la main droite.* — La plaie, petite d'abord, augmente ensuite et met *six mois à se cicatriser* malgré les pansements antiseptiques appliqués d'une façon très régulière. — Il fallut condamner le malade à une immobilité presque absolue, la plaie se rouvrant au moindre effort.

L'état général s'étant très amélioré le traitement et le régime furent cessés pendant quelque temps, puis repris d'une façon très irrégulière. — Saison d'eau à Lamalou à deux ou trois reprises différentes. — Jamais on n'a pu constater d'amélioration constante dans l'état du malade.

En 1901, au mois de juin, *nouvelle plaie de la main,* produite par un petit traumatisme. Le malade, effrayé, recommence le traitement et se soumet d'une façon sévère au régime classique. La glycosurie qui au commencement de juin était de 70 grammes par litre descend à la suite de cette modification de la diète à 40 grammes par litre, puis reste stationnaire. Mais la plaie persiste, ne manifestant aucune tendance à la cicatrisation.

La polydipsie et la polyurie n'ont jamais varié depuis le début de la maladie. On constate actuellement une petite quantité d'albumine dans les urines.

Le 28 juillet 1901 le régime des pommes de terre est ordonné, suivant la méthode suivie par notre maître, M. le professeur Mossé. Suppression complète du pain; au lieu et place de celui-ci le malade ingère *chaque jour deux kilogrammes de pommes de terre cuites au four* (1 kilogramme par repas). Il prend ensuite tel aliment qui lui convient.

La plaie qui durait depuis deux mois, sans tendance à la guérison, se cicatrise en l'espace de quinze jours.

La sensation de soif est moins impérieuse qu'auparavant et le malade constate qu'il absorbe une quantité moindre de liquide dans les 24 heures. La polyphagie est à peu près la même. La diurèse a diminué; elle serait tombée actuellement à 2 litres 1/2 environ. La glycosurie s'est fortement abaissée; le sucre est réduit à 7 grammes par litre le 1er septembre. — Les forces sont revenues rapidement. L'état moral est excellent. Le régime parmentier très bien supporté est suivi d'une façon très régulière; le malade est heureux de n'être plus privé d'aliments qui lui étaient particulièrement agréables.

10 novembre. — Le régime des pommes de terre a été exactement continué depuis le mois de juillet. Le malade « ne veut plus les quitter » car il se trouve beaucoup mieux; trop bien presque, car cette amélioration lui laisse oublier ses bonnes résolutions antérieures et depuis le milieu de septembre le malade a repris en partie, malgré ce qu'on a pu lui dire, ses anciennes habitudes alcooliques. Extérieurement l'état général paraît satisfaisant[1].

L'analyse des urines indique aujourd'hui la présence de 15 grammes de sucre par litre[2].

L'observation de M. Sarda nous montre, à côté de faits que nous connaissons bien et qui ne nous surprennent plus — diminution des urines, de la glycose, mieux-être général, retour des forces, — un autre phénomène heureux, très intéressant, que nous attendions, que nous avions annoncé : *l'amélioration de la marche d'une plaie*. Le sang moins chargé de sucre devait redonner un peu plus de vitalité aux tissus et augmenter leur plasticité. C'est ce qui est arrivé. Par une circonstance fortuite, le malade avait déjà eu une première plaie simple; elle avait duré six mois; la seconde n'était pas sans l'effrayer. Instruit par l'expérience, il redoute une semblable évolution, se met au régime classique, mais garde encore 40 grammes de sucre par litre et la plaie depuis deux mois ne se ferme pas. M. le Dr Sarda prescrit le régime des pommes de terre suivant la pratique suivie dans notre Clinique. D'emblée même, il prescrit une dose de 2 kilogrammes, tandis que nous débutons par une quantité moindre pour tâter la susceptibilité individuelle du sujet, le sucre tombe à 7 grammes par litre. La diurèse diminue; en quinze jours la plaie est cicatrisée. Par reconnaissance, le malade reste fidèle à « ses pommes de terre ». Comme plusieurs autres malades de la ville, il supporte très bien ce régime.

1. L'état est resté très satisfaisant jusqu'au mois de septembre 1902. A ce moment sont survenues des crises d'*angor pectoris* et une faiblesse générale. M. X, avait continué le régime parmentier jusqu'à cette époque mais, malgré tous les conseils, n'avait pu renoncer à ses habitudes alcooliques et son artério-sclérose généralisée s'était encore plus accentuée.

2. Les chiffres des diverses analyses d'urine mentionnées dans l'observation sont relatifs aux urines généralement recueillies, environ de six heures du soir à neuf heures du matin; les occupations du malade l'appelant hors de chez lui pendant le reste de la journée.

Obs. XV. — *Diabète arthritique.* — *Éruptions furonculeuses.* — *Anthrax.* — *Substitution des pommes de terre au pain.* — *Amélioration rapide de l'état général.* — *Guérison de l'anthrax.* — *Disparition de la glycosurie.*

Communiqué par M. le Dr Dieulafé, ancien interne des hôpitaux de Toulouse, professeur suppléant à l'école de médecine de Clermont-Ferrand.

Mme P. — Cinquante et un ans.

Antécédents héréditaires : rien de particulier à signaler.

Antécédents personnels : bonne santé habituelle, a eu dans la 2e enfance quelques petites indispositions : troubles digestifs, symptômes d'anémie légère.

Réglée à quinze ans; menstruation régulière.

Deux grossesses normales suivies d'accouchements normaux; l'aînée des enfants, une fille (vingt-huit ans) a des crises très espacées ressemblant beaucoup, d'après ce qu'on nous en dit, à l'hystéro-épilepsie; l'autre enfant, un garçon, est en très bonne santé (vingt-six ans).

Pas de maladies importantes, quelques légers troubles digestifs, éruptions fréquentes d'acné qui ont laissé sur le visage de la couperose.

Depuis quelque temps la malade se sentait moins de forces, avait besoin de prendre souvent du repos, était même obligée de quitter pendant plusieurs mois de l'année sa profession (elle tient un restaurant) et d'aller à la campagne; là, elle revenait très vite à son état normal.

Il y a deux ans, ménopause, accentuation des troubles digestifs, éruption d'acné, quelques furoncles, céphalée, fatigue.

Depuis cette époque, symptômes plus avérés de diabète : polydipsie, polyurie, intermittences d'anorexie et de boulimie, troubles digestifs continuels, digestions lentes, douloureuses, pénibles, constipation. Il y a environ un an et demi, un de nos confrères soupçonnant l'existence du diabète constate par l'analyse la présence du sucre dans l'urine et soumet Mme P. au régime classique des diabétiques. Amélioration.

Six mois plus tard, en août 1900, la malade est affectée d'une *très importante éruption de furoncles qui dure trois semaines*; les furoncles apparaissent partout; sur le visage, sur le cou, sur les cuisses, sur l'abdomen. Traitement : levure de bière et arséniate de soude.

La forte poussée de l'éruption s'étant calmée, la malade quitte la campagne, revient à Toulouse.

Au mois d'août 1901 à la suite de surmenage dans son restaurant, Mme P. est atteinte d'*un anthrax très volumineux*, au niveau de la ceinture sur le coté gauche de l'abdomen. Traitement : lavages au sublimé et pansements à la poudre iodoformée.

C'est à cette époque que nous sommes appelé. La malade portait de nombreuses traces de furoncles récents, quelques-uns en évolution; l'anthrax était arrivé à former une eschare large de 6 centimètres sur 8.

Mme P. se sentait très faible, avait très soif, voulait manger mais ne pouvait pas digérer, constipation opiniâtre.

L'analyse des urines révéla une grande quantité de glycose.

Traitement. — Pulvérisation au thymol et à l'eau boriquée, pansements de l'anthrax à la poudre et gaze salollées; levure de bière, arséniate de soude. — Deux purgatifs, à quelques jours de distance. Diarrhée combattue par le benzo-naphtol.

Au bout de 8 jours les troubles digestifs ayant cessé, la malade commence à s'alimenter.

Le régime suivant est alors institué : lait, œufs, viandes blanches, bière comme boisson; *suppression complète du pain*, mais à la place et *à volonté, pommes de terre cuites au four.*

Grâce aux pommes de terre Mme P. prit les autres aliments avec plaisir, alors qu'elle avait de la répugnance à les manger sans pain. D'elle-même elle arriva à prendre *5 ou 6 grosses pommes de terre par jour* (c'est-à-dire 900 à 1000 gr.), les unes rôties au four, les autres bouillies.

Huit jours après, l'eschare était complètement éliminée et la surface de la plaie en bonne voie de cicatrisation; il ne fallut que huit jours de plus pour qu'elle fût complètement épidermisée.

A ce moment la malade ne souffrait plus de rien, elle commençait à se lever et sentait ses forces revenir. *L'analyse des urines révèle la disparition du sucre.* Une seconde analyse, faite quelques jours après, est aussi restée négative.

La malade se tient au régime et, sans prendre aucun remède, continue à manger des pommes de terre.

Octobre 1901. — Depuis le mois d'août la malade n'a pas eu d'autre indisposition qu'une légère bronchite aux premiers froids. Elle varie sa nourriture, mange des légumes verts, beaucoup de viandes, des œufs, du lait et remplace toujours le pain par des pommes de terre; elle en prend généraement trois à chaque repas.

Nous avons mis en italique dans l'intéressante relation clinique du Dr Dieulafé le fait saillant, espéré, prévu dont son observation nous apporte un exemple probant. Est-il besoin de rappeler ici la marche lente, douloureuse de ces volumineux anthrax chez les diabétiques? la persistance de l'induration inflammatoire de la peau infiltrée, mal nourrie? La cicatrisation et l'épidermisation parfois si retardées? la prostration des forces et, ce qui exaspère et décourage le patient, l'habituelle poussée de quelques nouveaux furoncles plus ou moins voisins de l'anthrax? Sous l'influence du traitement chirurgical institué par M. Dieulafé et le confrère qui l'avait précédé, l'anthrax était déjà en voie de régression, mais l'état général était mauvais; anorexie, inappétence. Dès qu'il est possible d'alimenter la malade, l'alimentation est sagement réglée; de plus, M. Dieulafé prescrit le régime parmentier. La malade arrive vite à manger 900 grammes à 1 kilogramme de pommes de terre par jour à la place du pain. Résultats : amélioration rapide de l'état général; cicatrisation complète de l'anthrax en bien moins de temps que d'habitude; pas de poussée de furoncles. Disparition totale du sucre.

Si nous résumons les résultats observés après la prescription du régime parmentier, dans les trois cas où il existait des complications chirurgicales simples, nous voyons :

1° *La cicatrisation rapide d'une plaie à tendance fistuleuse* persistant six semaines encore après l'incision d'un phlegmon suppuré de la main (Obs. IV);

2° La cicatrisation en quelques jours d'une plaie traumatique datant de deux mois chez un sujet qui avait précédemment gardé six mois une plaie du même genre (Obs. XIV);

3° La cicatrisation complète et l'épidermisation rapide d'un anthrax volumineux, sans éruptions secondaires de furoncles (Obs. XV). Ce qui revient à dire que l'on a pu enregistrer, sous l'influence de la substitution des pommes de terre au pain, un relèvement de l'état général coïncidant avec une amélioration locale et une tendance plus rapide à la guérison.

Il était désormais légitime d'espérer que cette heureuse influence du changement de régime, cet éveil de la vitalité des tissus se retrouveraient aussi après les interventions chirurgicales nécessitées pour des troubles trophiques ou inflammatoires chez les diabétiques. De là à proposer à nos collègues de l'Hôpital, de vouloir bien essayer les effets du régime parmentier dans les complications chirurgicales du diabète, il n'y avait qu'un pas. Ce pas, nous l'avons fait d'abord auprès de notre collègue M. Vieusse, chargé de la Clinique d'ophtalmologie, avec lequel nous nous étions souvent entretenu au laboratoire, des résultats donnés dans nos salles par ce régime. Plus tard nous l'avons fait auprès de notre collègue M. Cestan, comme nous avons eu l'occasion de le dire, à propos de l'observation XIII.

A la Clinique d'ophtalmologie, nous eûmes le plaisir d'apprendre que M. Vieusse à la suite de nos travaux, avait bien voulu prescrire déjà les pommes de terre cuites au four, à la place du pain, chez les cataractés diabétiques et qu'il avait constaté la diminution du sucre.

Les suites opératoires avaient été régulières, sauf dans un cas, où les conditions étaient très mauvaises. D'ailleurs la glycosurie de ses autres opérés était relativement légère ou modérée. Nous devons à l'obligeance de M. Vieusse et à celle de son chef de clinique, M. le Dr de Micas, les trois observations suivantes.

2. — *Clinique ophtalmologique.* — *Cataractes diabétiques.*

(Notes recueillies par M. le Dr de Micas, chef de Clinique, communiquées par M. Vieusse, chargé du cours.)

« Quatre diabétiques atteints de cataracte, venus à la Clinique pour se faire opérer, ont été mis au régime des pommes de terre suivant la méthode indiquée par M. Mossé, dans le but de diminuer la glycosurie. Ces malades, sans autre traitement médicamenteux spécial pour leur diabète, ont reçu 2 kilogr. de pommes de terre par jour (1 kilogr. à chaque repas), à la place du pain complètement supprimé. Les analyses ont été faites au laboratoire des Cliniques.

« Obs. XVI. — *Diabète.* — *Cataracte molle.* — *Glycosurie* (35 *grammes par jour*). — *Régime des pommes de terre et suppression du pain très bien supportés.* — *Glycosurie réduite à 1 gramme par jour.* — *Opération suivie de succès.*

« G... Gaspard, cinquante-trois ans, cordonnier, entré à la Clinique pour une cataracte molle. Symptômes du diabète. Le 23 octobre 1900, peu après son entrée dans le service, l'urine contient 17 gr. 32 de sucre par litre, soit 34 gr. 60 par jour, la diurèse étant de 2 litres par jour. Régime aux pommes de terre, suivant la méthode de M. le Prof^r Mossé ; très régulièrement suivi ; très bien supporté. La glycosurie diminue. La dernière analyse faite le 23 novembre n'indique que 1 gramme de sucre environ par litre.

« Opération le 22 novembre. Résultats opératoires : la cicatrisation se fait régulièrement après léger hyphéma et un certain degré d'iritis.

« Chez une malade de soixante et un ans, atteinte de cataracte double, demi-molle et d'un diabète léger (2 litres d'urine et 13 grammes de glycose par litre), le même régime fut aussi prescrit, mais la malade ne voulut pas s'y soumettre et se procura du pain. Son observation ne peut donc entrer dans notre statistique.

« Obs. XVII. — B... Marie, trente-sept ans, ménagère. Grande quantité de sucre dans les urines (les chiffres de l'analyse n'ont pas été conservés). Cataracte molle double. Les yeux sont en très mauvais état. M. le Dr Gendre consulté longtemps avant la maturité de la cataracte a constaté un décollement de la rétine gauche.

« B... est soumise au régime des pommes de terre ; le régime est très bien supporté. La glycosurie diminue dans de notables proportions. Opération de l'œil droit le 3 janvier. Résultats opératoires mauvais. Enclavement irien. Kératite. »

Il faut remarquer l'âge peu avancé de cette femme, l'abondance du sucre, la gravité des lésions oculaires. Il n'est pas surprenant que les résultats opératoires n'aient pu être bons.

« Obs. XVIII. — *Cataracte.* — *Diabète* (56 grammes de sucre par jour). — *Régime des pommes de terre.* — *Grande diminution du sucre.* — *Opération.* — *Guérison rapide sans accident.* — *Augmentation de la glycosurie par le retour au régime ordinaire.*

« D... Marie, soixante-quatorze ans, ménagère. Diabétique. Cataracte dure, à l'œil gauche. Symptômes d'un diabète léger. Diurèse, 2 litres environ en vingt-quatre heures ; glycose par litre : 28 gr. 12, soit 56 grammes environ dans la journée. Soumise au régime des pommes de terre. Suit scrupuleusement ce régime. Le sucre diminue dans des proportions très considérables.

« Opération le 5 juin. Le pansement est enlevé le 9. *Résultat excellent. Cicatrisation complète sans trace de congestion.*

« Le sucre avait tellement diminué que M. Vieusse autorise le retour au régime mixte, pain et pommes de terre. La glycosurie ne tarde pas à réapparaître dans des proportions plus abondantes. »

En résumé sur quatre observations, trois peuvent rentrer dans notre statistique puisque dans l'une le traitement ne fut pas suivi : trois fois le sucre a diminué (deux fois, au point d'être réduit à des proportions insignifiantes), deux fois le résultat opératoire fut très bon. Une seule fois, il y eut insuccès opératoire, mais l'opération se présentait dans des conditions très mauvaises et il s'agissait d'un diabète plus sérieux chez un sujet relativement jeune.

3. — *Clinique chirurgicale.* — *Lésions trophiques et chirurgicales.*

Nous devons à l'obligeance de M. Cestan d'avoir pu suivre dans son service les effets du régime aux pommes de terre prescrit, d'accord commun avec notre collègue, chez deux diabétiques entrés dans ses salles pour des lésions suppurées ayant nécessité plusieurs débridements. Lorsque les plaies ont été en voie d'amélioration, les patients ont été dirigés sur notre Clinique.

Obs. XIX. — *Diabète arthritique d'intensité moyenne, bien toléré (128 gr. de sucre).* — *Ethylisme.* — *Plaie de la région plantaire par un clou.* —

Phlegmon et abcès consécutifs ayant gagné la région externe. — Incisions successives. — Retard de la cicatrisation. — Régime parmentier irrégulièrement suivi, entraîne une amélioration du syndrome urinaire, moins marquée qu'à l'habitude. — Amélioration et meilleure évolution des plaies.

(Résumé d'après les notes cliniques de M. le Dr Sarda, chef de Clinique médicale.)

P... Marie, cinquante-deux ans, revendeuse, salle Saint-Louis, 24, Clinique de M. le professeur Chalot, suppléé par M. Cestan.

Antécédents. — Père obèse, nerveux, cinq frères ou sœurs, « tous gros, nerveux ».

Bonne santé habituelle. Éruption furonculeuse à l'âge de vingt-cinq ans.

Femme de complexion vigoureuse, forte, sans obésité actuelle marquée; face rouge. Offrait depuis un certain temps les symptômes du diabète. Grand appétit, polydipsie; boit de 5 à 6 litres de liquide par jour, dont 2 de vin. Polyurie abondante, variable; mais P... n'attache pas une grande importance à ces symptômes. Les dents sont perdues à peu près en totalité.

Au mois de juillet 1901, P... se blesse en marchant sur un clou qui pénètre dans la région plantaire du pied gauche, un peu en avant du talon. La plaie une fois formée, n'a aucune tendance vers la guérison, augmente continuellement, s'étend vers le bord externe et suppure.

Ne pouvant plus marcher, P... entre à l'Hôtel-Dieu, salle Saint-Louis.

A cinq ou six reprises, les collections phlegmoneuses ont dû être incisées; il s'écoule une petite quantité de pus mêlé de sang; malgré les pansements antiseptiques et les antiphlogistiques réguliers, la plaie, très douloureuse continue à s'étendre. Actuellement elle mesure 10 centimètres.

Cette marche anormale fait soupçonner l'existence d'une cause générale, peut-être le diabète, mettant obstacle à la cicatrisation. En effet l'analyse des urines recueillies pendant vingt-quatre heures, du 4 au 5 septembre, révèle les chiffres suivants pour le nychthémère :

Volume, 3,200; densité, 1,028; urée, 28 grammes; sucre, 128 grammes. Pas d'albumine.

La malade ignorait son diabète et n'avait pas appelé l'attention de ce côté.

Le 6 septembre l'analyse des urines fournit à peu près les mêmes résultats que la veille.

Volume, 3,500; densité, 1,028; urée, 22 grammes; sucre, 185 grammes.

Le foie n'est pas volumineux; l'examen des organes ne révèle rien de spécial. Légère induration des artères.

— Du 8 septembre au 4 octobre, *suppression du pain remplacé par les pommes de terre, 1 kilogramme à 1 kilogr. 500 dans la journée.* Le chiffre de la glycosurie diminue d'abord pendant la première semaine, oscille de 100 à 150 grammes mais arrive de nouveau à 182 grammes le 16; la diu-

rèse reste sans changement, 2 l. 500 à 3 l. 500. La malade suit très mal
son régime, prend des gâteaux, du sucre dans son café et se procure plus
d'une fois du pain. Cependant, malgré ces écarts, la glycosurie n'augmente
pas, pendant le mois de septembre grâce peut-être à la quantité de parmentières maintenues dans l'alimentation.

Afin de se faire une idée de la mesure dans laquelle ce régime mixte a
pu exercer son influence sur la glycosurie, *on reprend le régime ordinaire
au pain* (4 au 16 octobre). Malgré quelques irrégularités ou lacunes dans la
récolte des urines, on estime approximativement que la quantité moyenne
de sucre durant cette période doit être, dans le nychthémère, supérieure
environ de 60 à 80 grammes, à ce qu'elle était précédemment. En effet, la
glycosurie se tient entre 230 à 315 grammes par jour, tandis qu'elle oscillait,
pendant le régime mixte, entre des niveaux moins élevés. La diurèse aussi
a augmenté, elle varie de 4 litres à 5 l. 500 dans les 24 heures.

La plaie, malgré les inégalités de régime, a bénéficié manifestement
du changement survenu dans l'alimentation. Dans les premiers jours de
septembre surtout, quand les infractions moins fréquentes ont permis de
constater une glycosurie moindre. Elle a pris meilleur aspect, les progrès
vers la cicatrisation ont été évidents pendant les huit ou dix premiers
jours. Il en a été de même pendant quelques jours, vers le 23-25 septembre, quand sur nos instances la malade se résigna à suivre un peu
plus exactement de son régime. Puis, tout en gardant une allure bien
plus satisfaisante que pendant le mois d'août — durant lequel il y avait
eu formation d'abcès aux foyers phlegmoneux qu'il avait fallu ouvrir à plusieurs reprises, extension et menace de sphacèle — la marche vers la cicatrisation se ralentit : formation d'un abcès ; incision. La plaie ne s'étend
pas ; mais l'état local ne fait plus les progrès qui avaient donné espoir d'un
succès rapide dans les premiers jours du régime aux parmentières.

Le 16 octobre, la malade est évacuée dans notre salle ; elle est mise au
quatrième degré ordinaire, sans traitement ni régime spécial, afin de
dégager l'allure actuelle du syndrome diabétique. La diurèse varie de 3 à
5 litres, le sucre de 264 à 282 grammes par jour.

La plaie régulièrement soignée (pansement iodoformé) a bon aspect,
paraît en bonne voie.

Au moment où nous allons soumettre la malade au régime, elle quitte
l'hôpital pour rentrer chez elle. L'aspect de la plaie à ce moment laisse
espérer que la cicatrisation se serait continuée.

En résumé, chez P..., amélioration réelle, mais moindre qu'on
pouvait espérer d'après les bons résultats des premiers jours. L'amélioration a consisté, d'une part, dans la tendance à la cicatrisation
rapide pendant quelques jours, plus lente ensuite, et d'autre part,
dans l'arrêt de la marche envahissante de la plaie avec tendance au

sphacèle observée avant que la malade fût soumise au régime des pommes de terre. Les irrégularités et écarts de régime ont probablement été la cause de l'arrêt dans la marche favorable de l'état local[1].

Dans les derniers jours de décembre, au moment où nous allions faire prendre à domicile des nouvelles de la malade, celle-ci émaciée, affaiblie, n'ayant suivi chez elle ni régime ni traitement rentrait à l'Hôtel-Dieu dans le service de notre collègue M. le professeur Caubet. La plaie du pied s'était cicatrisée. Mais l'existence d'un adéno-phlegmon suppuré à chaque bras et l'aggravation manifeste du dia-bète négligé rendaient la situation sérieuse. La mise en œuvre du régime parmentier (pommes de terre 1 à 2 kgr. par jour) a été bientôt suivie d'une amélioration notable.

Nous donnerons plus loin quelques renseignements complé-mentaires à ce sujet. L'évolution de cette nouvelle phase de la maladie devient bien plus intéressante, si on la rapproche de la pre-mière, si on la compare surtout à l'évolution du cas suivant observé au même moment, à la Clinique chirurgicale d'abord, dans notre service ensuite.

Dans notre seconde observation il s'agit encore de lésions inflam-matoires et trophiques du pied ayant nécessité une intervention chi-rurgicale, chez un diabétique arthritique. La glycosurie était moindre, mais l'état général de beaucoup plus mauvais que chez la malade dont nous venons de rappeler l'histoire.

Le patient, âgé de soixante ans, artério-scléreux, frappé de la cataracte, atteint d'une lésion ancienne des voies urinaires (rétrécis-sement, cystite chronique, urines purulentes), très déprimé physi-quement et moralement, l'appétit perdu, le facies pâle, terreux, émacié, nous avait inspiré une confiance médiocre quand notre collègue, M. Cestan, voulut bien nous le montrer (4 septembre 1901).

En effet, en plus de l'état chronique presque cachectique d'un vieil urinaire dont les urines, encore acides malgré leur aspect, contiennent du sucre et du pus en assez notables proportions, on

---

1. Une particularité mérite d'être signalée ici. Il avait semblé à plusieurs per-sonnes ayant examiné la face plantaire du pied malade, qu'un petit durillon arrondi à sommet noirâtre, plat, offrait l'aspect du mal perforant au début. — Nous n'avions osé formuler aussi nettement cet avis; cependant il pouvait en être ainsi. Le durillon après s'être progressivement affaissé s'est détaché et a disparu pendant l'un des derniers pansements faits par notre interne, M. Oullié, vers le 20 octobre, ce qui en restait se détacha sous forme d'un petit bloc épidermique épaissi, sans laisser d'ulcération dermique.

constate maintenant chez lui de la fièvre depuis plusieurs jours. L'état fébrile actuel est causé par une récente poussée phlegmoneuse de la plante du pied. L'inflammation partie de la face dorsale a progressivement gagné toute l'épaisseur du pied dans sa partie antérieure. La région plantaire est rouge, tendue, légèrement fluctuante dans la région correspondant aux 3ᵉ orteil et 3ᵉ métatarsien. À ce niveau, sur la face dorsale, existe depuis plus de deux mois une plaie suppurée de mauvais aspect, qui a dû être incisée déjà deux fois. Pas de tendance à la guérison. Quelques lambeaux de tissu cellulaire sphacélés ont été enlevés pendant les pansements et on a déjà envisagé l'éventualité de la nécessité de l'amputation de l'orteil. M. Cestan pratique aujourd'hui encore à la face plantaire, une large incision verticale de 6 à 7 centimètres.

Inappétence complète. C... ne mange même pas les aliments qui composent le 1ᵉʳ degré du régime.

C'est dire que les 120 grammes de pain qu'il reçoit chaque jour, et dont il laisse une partie, ne sont chez lui qu'un facteur peu important de l'hyperglycémie. Malgré toutes ces mauvaises conditions, d'accord avec notre collègue M. Cestan, puisque les ressources de la thérapeutique médicale ou chirurgicale courante se trouvent menacées d'impuissance en présence de ce délabrement organique, il est décidé de tenter l'expérience du régime parmentier.

Le malade, découragé par ses souffrances et son état de dépérissement, accepte avec plaisir de se soumettre régulièrement à un changement de régime. Sauf quelques omissions ou lacunes involontaires, — pendant les premiers jours il a pris du sucre dans son café, — il a tenu parole et l'amélioration obtenue a été au delà de ce qu'il nous avait paru possible d'espérer. Elle a porté aussi bien sur l'état général que sur l'état local. L'appétit, les forces et le courage sont revenus, le poids a augmenté, les plaies se sont cicatrisées. Le malade a récupéré l'usage de son pied, pendant quelque temps bien compromis.

Voici d'ailleurs la relation clinique :

Obs. XX[1]. (Graphique nᵒ 9.) — *Diabète arthritique. Glycosurie d'intensité moyenne. Cataracte. Rétrécissement de l'urèthre. Cystite chronique purulente.*

1. Résumé d'après les notes cliniques de M. Sarda et Canivenq. Analyses urologiques par M. Mirabail, externe du service. MM. Toujan et Salvetat, aides du laboratoire de chimie des Cliniques, nous ont prêté plusieurs fois leur concours pour l'étude méthodique de l'excrétion urinaire continuée chaque jour pendant plus de trois mois.

Albuminurie. Plaie suppurée de la face dorsale du pied. Incisions. Pas de tendance à la guérison. Tendance au sphacèle. Phlegmon suppuré de la région plantaire. État général mauvais. — Suppression du pain. Régime parmentier; mêmes soins chirurgicaux : amélioration progressive de l'état général et local. Guérison de la complication chirurgicale du pied. Diminution considérable de la glycosurie (5 gr. par jour au lieu de 30 à 100 gr.).

C... Adolphe, cinquante-neuf ans, cuisinier, entré le 20 août 1901, salle Saint-Lazare, nº 21. Clinique de M. le professeur Chalot, suppléé par M. Cestan, agrégé.

Antécédents. — Père obèse mort de vieillesse à quatre-vingt-six ans; mère nerveuse morte à soixante ans. Un frère diabétique. Une sœur « forte et nerveuse ».

Taille 1 m. 66. — Bonne santé habituelle. Complexion vigoureuse. Ni syphilis, ni alcoolisme. Blennorragie à l'âge de dix-neuf ans. Rétrécissement de l'urètre depuis une quinzaine d'années. Se cathétérise lui-même. Rétention d'urine il y a six ans ayant cédé sous l'influence d'un traitement médical. Albumine constatée dans l'urine à cette époque. Installation progressive des symptômes du diabète sans que le malade s'en doute. Depuis plusieurs années, besoin de boire plus fréquemment dans la journée, et souvent la nuit (3 à 4 litres en vingt-quatre heures). Diminution des forces malgré un appétit augmenté et de bonnes digestions. Polyurie. Carie et perte des dents. Vue mauvaise. Cataracte.

A la fin du mois de juin dernier, douleur sans cause connue dans le 3e orteil du pied droit, bientôt suivie de rougeur sur le dos du pied et à la région plantaire. Tuméfaction, puis dactylite caractérisée; suppuration, ouverture spontanée du foyer purulent à la base du 3e orteil. La plaie ainsi formée, au lieu de se cicatriser, s'étend progressivement, empêche la marche et enfin oblige C... à rentrer à l'hôpital (20 août).

En plus des divers troubles et lésions notés dans les anamnestiques, l'examen des organes révèle un certain degré d'artério-sclérose et d'emphysème.

Le foie est normal.

Pour exciter cette plaie atone, purulente, M. Cestan emploie les lavages à l'eau oxygénée, les bains au permanganate, mais vainement. Le travail inflammatoire gagne en profondeur, rend nécessaires deux incisions sur le dos du pied : une le long du 3e métatarsien, l'autre plus près de la base de l'orteil. A son tour la plaie chirurgicale paraît affecter la marche lente, sans réaction, de la plaie spontanée. La phlogose latente, sourde, se communique à la partie profonde de la face plantaire, s'accompagne de douleur, de fièvre, d'épaississement des os du métatarse. Tendance au sphacèle. On se demande si la marche anormale et le mauvais état des lésions ne dépendraient pas d'un trouble profond de la nutrition. On recherche le sucre dans les urines altérées par la cystite chronique et on découvre une glycosurie marquée. L'état général devient plus mauvais. Abattement. Facies gris terreux, troubles digestifs. Anorexie. Dépression physique et morale accentuée.

Le malade reçoit 100 à 200 grammes de pain par jour; régime *ad libitum* comme viande, mais il ne mange presque pas.

4 septembre. — Incision du phlegmon plantaire.

5-7 septembre. — L'analyse des urines méthodiquement pratiquée du 5 au 7, afin de connaître l'allure propre du diabète, donne les résultats suivants par 24 heures pour chacun de ces trois jours :

Volume, 2 lit. 600 à 3 lit. 200. Probablement un peu diminué par la fièvre.

Densité : 1 014 à 1 017. Réaction acide.

Urée : 25 grammes; 20 grammes; 28 grammes.

Sucre : 48 grammes; 27 grammes; 67 grammes.

Albumine, 0 gr. 30 à 0 gr. 45 par litre [1], provient surtout du pus. Au microscope, nombreux globules blancs; jamais nous n'avons trouvé de -tubes, mais il est difficile d'affirmer qu'il n'y a pas une altération du rein par infection ascendante.

Du 7 au 30 septembre. — Pain supprimé, remplacé par des pommes de terre. Pas d'autres féculents; viande, légumes verts. Légère amélioration de l'état local. L'état général s'amende, mais lentement. L'appétit commence à revenir; la plaie de la face dorsale du pied se cicatrise.

La glycosurie varie de 30 grammes à 75 grammes par nychthémère, c'est-à-dire qu'elle paraît très sensiblement au même niveau qu'avant l'instauration du régime parmentier. Cependant celui-ci paraît avoir exercé une influence favorable sur la marche de la glycosurie. En effet, à partir du 1er octobre C... est mis, à titre d'épreuve, au régime ordinaire : 4e degré de pain, et le sucre s'élève en moyenne à 100 grammes par jour. L'albumine reste à peu près au même niveau.

Pendant le mois d'octobre le régime, jusque-là assez bien suivi, devient irrégulier, le malade mangeant tantôt plus, tantôt moins de pain; les urines de chaque nychthémère sont apportées plus ou moins complètement au

1. L'albumine provenait surtout du pus contenu dans l'urine par suite de la cystite chronique avec rétrécissement. Jamais nous n'avons constaté la présence de tubes dans le dépôt. L'existence de l'albumine aurait nécessité que l'urine fût tous les jours bouillie, filtrée et débarrassée de l'albumine avant l'examen au saccharimètre; le temps a manqué pour le faire régulièrement. Nous ne donnerons pas ici tous les chiffres obtenus, mais à certains jours le dosage comparatif du glycose dans l'urine brute, filtrée et décolorée, et dans un second échantillon de cette même urine méthodiquement débarrassée de l'albumine, n'a fourni qu'un faible écart (environ 1 gr. 50 pour 30 grammes de sucre), c'est-à-dire permettant une suffisante approximation clinique. D'ailleurs la quantité d'albumine a progressivement diminué. Au moment où le malade est passé dans notre salle, la cystite s'était améliorée, le dépôt purulent était moins abondant, les urines ne contenaient plus que des traces d'albumine et l'erreur provenant de la présence des traces d'albumine, devenait de plus en plus faible et négligeable.

laboratoire. Toutefois la glycosurie paraît diminuer ; l'état local ne s'aggrave pas, mais ne s'améliore pas ; aussi M. Cestan nous propose-t-il de prendre le malade dans notre service.

Le 28 octobre, C... est admis salle Saint-André, n° 2. La plaie faite par le bistouri à la face plantaire n'est pas encore cicatrisée. Elle mesure 4 à 5 centimètres de long ; aspect blafard sur les bords. Le tissu cellulaire sous-cutané est en partie sphacélé. Pansement iodoformé ; compression. Le pansement est fait tous les deux jours, les parties irrégulières, atones au fond de la plaie, sont touchées à la teinture d'iode ou cautérisées légèrement au nitrate d'argent.

Régime. — Du 27 au 31 octobre, c'est-à-dire pendant cinq jours, régime alimentaire : 1er degré de pain et 2e de viande.

Du 1er au 4 novembre, c'est-à-dire pendant quatre jours, 2e degré pain et viande.

Les moyennes nychthémérales de l'analyse des éléments du syndrome urinaire donnent :

Pour la première période (27-31 oct.)	Pour la deuxième période (1er-4 nov.)
(Pain, 120 gr. ; 2e degré, viande.)	(Pain, 240 gr. ; 2e degré, viande.)
Quantité .... 1 500 à 2 600 cc.	Quantité .... 2 000 à 2 600 cc.
Densité .... 1 015 à 1 016	Densité .... 1 015 à 1 017 cc.
Urée .... 15 gr. 45	Urée .... 21 gr. 32
Sucre .... 15 gr.	Sucre .... 27 gr. 60
Albumine .... Traces.	Albumine .... Traces.
Dépôt .... Blanc purulent.	Dépôt .... Blanc purulent.

Du 5 au 10 novembre. — *Suppression du pain ; 800 grammes de pommes de terre par jour.* C..., les supporte très bien ; en réclame davantage.

Moyenne des résultats de l'analyse des urines pendant ces cinq jours.

Volume : 2 500 à 2 750 par vingt-quatre heures.

Densité : 1 013 à 1 015.

Urée : 20 gr. 6.

Sucre : 16 gr. 5 par vingt-quatre heures.

Réaction acide.

Albumine. Traces [1]. Le dépôt est beaucoup moins abondant qu'il n'était au début. Examiné au microscope après centrifugation, il ne laisse voir que des globules de pus et quelques cellules. Pas de tubes.

Les 800 grammes de pommes de terre apportent une quantité de matières amylacées et azotées supérieure à celle contenue dans la ration de pain du 2e degré, et cependant le syndrome urinaire revient au point où il était quand C... mangeait le 1er degré (comparez les tableaux précédents et le graphique). *Il y a donc meilleure utilisation des amylacés. La plaie s'améliore visiblement.*

1. Il en a été ainsi jusqu'à la sortie du malade.

Influence du régime aux pommes de terre sur les principaux éléments du syndrome urinaire dans un cas de diabète arthritique avec complication chirurgicale sérieuse.

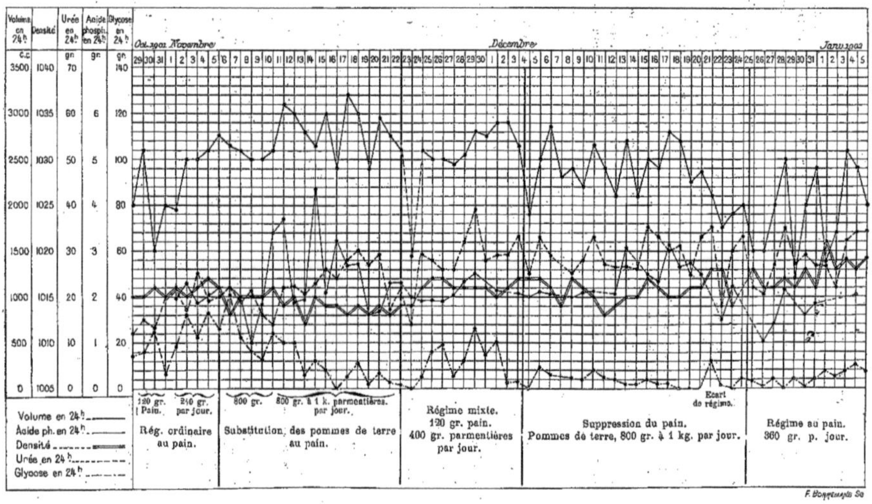

Graphique 9.

Du 10 au 22 novembre. — Le pain reste supprimé et C... continue à recevoir ses pommes de terre par moitié à chaque repas. C... les trouve très bonnes, en réclame davantage. Il est accordé seulement une tolérance de 200 grammes de plus, pouvant porter la dose à 1 kilogr. Le malade commence à sentir son appétit augmenter; il demande aussi une augmentation de la ration de viande. Comme nous n'étions pas édifié sur l'état du rein, bien que le microscope ne nous eut jamais laissé apercevoir de cylindres dans le dépôt, on pouvait craindre de voir augmenter l'urée, l'albumine et peut-être le sucre, en donnant au malade une nourriture trop azotée. Nous avons préféré compléter d'abord la ration alimentaire par du beurre (60 grammes par jour). Le 3ᵉ degré de viande est accordé le 14 novembre seulement. Bicarbonate de soude (2 gr. à 5 gr.) en solution ou en cachets. On constate bientôt que ce médicament atténue l'acidité de l'urine au point de la rendre neutre. L'état de la vessie contre-indique de laisser s'établir cette alcalescence.

Le 15, le bicarbonate est supprimé. Pendant cette période de cinq jours où la diurèse a été plus abondante, nous obtenons les moyennes suivantes :

Du 10 au 15 novembre. — Quantité : 2 850. Densité : 1014,5. Réaction faiblement acide. Urée : 20,10. Sucre : 16,8. Albumine. Traces.

Du 15 au 22. — Même régime sans bicarbonate. Quantité : 2 810. D. : 1 013. Réaction franchement acide. Urée : 26,60; sucre : 5 grammes. Albumine : traces.

Pendant toute cette période de régime parmentier, l'état général devient meilleur, satisfaisant même, si on excepte l'état de la vessie et ses conséquences possibles. Les digestions sont bonnes; le poids augmente, la pâleur diminue. Mais C... redoute de faire opérer son rétrécissement, ce qui semblerait indiqué maintenant.

Le pied, progressivement moins tuméfié, tend à reprendre son volume normal. La plaie de la région plantaire détergée après ablation d'un dernier lambeau de tissu cellulaire sphacélé est en bonne voie de cicatrisation. C... commence à marcher, en s'appuyant sur le pied malade.

Régime mixte (22 novembre-4 décembre). — Le 22 novembre, à titre de contre-épreuve, on institue le régime mixte : *pommes de terre 400 grammes en guise de pain au repas du matin; 120 grammes de pain au repas du soir.* — Pas d'autre changement dans le régime alimentaire, c'est-à-dire que C... continue à recevoir le 3ᵉ degré du régime plus 60 grammes de beurre par jour. L'état général continue à faire des progrès.

30 novembre. — Au niveau de la plaie plantaire il ne reste plus qu'un petit pertuis à peine marqué. Le pansement ouaté est supprimé depuis quatre ou cinq jours. La région saupoudrée d'aristol est protégée par une petite compresse de tarlatane. Les 2ᵉ, 3ᵉ, 4ᵉ métatarsiens restent encore un peu épaissis.

1ᵉʳ décembre. — Le malade se chausse aujourd'hui pour la première fois. Sur notre demande M. Cestan vient examiner le malade; il déclare l'état général et local très satisfaisants. Afin de ne pas compromettre les résultats obtenus il est recommandé au malade de ne pas trop marcher.

Syndrome urinaire. — *Moyennes nychthémérales du 22 novembre au 4 décembre.* — Diurèse 2650 centimètres cubes. Densité : 1016. Urée : 27 grammes. Glycose : 11 gr. 67. Albumine : traces.

Mais bien plus encore que ces moyennes la comparaison des courbes de la glycosurie et de la densité pendant cette période et la période précédente sont instructives. Durant la première partie de la période d'alimentation aux parmentières, la courbe de la glycosurie commence à s'infléchir progressivement; sa chute devient plus accentuée dans la seconde partie, alors que la dose de pommes de terre est un peu plus forte et le régime maintenu depuis plus longtemps. Au contraire elle se relève à partir du moment où le régime mixte est institué avec des doses de 120 grammes de pain et 400 grammes de pommes de terre par jour à la place des 800 grammes à 1 kilogramme de tubercules prescrits précédemment. Enfin quand on reprend le régime parmentier du 4 au 25 décembre, la ligne de la glycosurie redescend au voisinage de la ligne de terre.

Le tracé de la densité offre, dans l'ensemble, des variations de même ordre mais moins nettement apparentes.

Progression du poids du sujet : POIDS NET.

		kilos.
Le 4 novembre	....	75,8
— 18 —	....	76,8
— 24 —	....	76,7
— 2 décembre	....	77

RÉFLEXIONS ET DÉDUCTIONS. — Tels sont les faits un peu inespérés dont nous avons suivi avec M. Cestan l'heureuse évolution. Ces résultats ont été si marqués, si rapides que, par prudence et pour sauvegarder l'avenir, nous devons nous demander s'ils sont exclusivement sous la dépendance du changement de régime. Celui-ci, intervenant pour son compte au moment où « la nature médicatrice » allait seconder les efforts du chirurgien, a-t-il secondé seulement les tendances favorables de la nature? Le fait d'accalmies survenant au cours des diabètes après des périodes de perturbation plus ou moins longues, les rémissions fréquentes de la glycosurie chez les arthritiques portent à réfléchir à cette hypothèse. Nous ne voyons aucun inconvénient à l'admettre.

Le malade, sous l'influence des soins reçus et du régime déjà suivi à la Clinique chirurgicale, était en voie d'amélioration quand M. Cestan nous a proposé de nous le confier, en médecine. Mais, même en acceptant cette hypothèse, la marche rapide vers la gué-

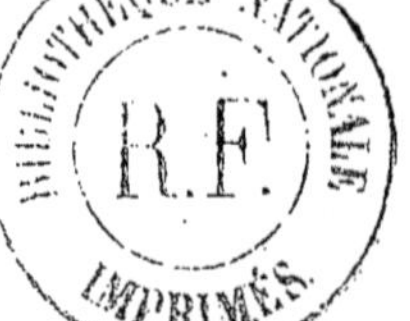

rison, si accentuée à partir de ce moment, doit être portée à l'actif de la méthode que nous préconisons ici. Et ce qui nous autorise à dire qu'elle est rationnelle, bien fondée, c'est que *l'influence bienfaisante de notre régime sur ces complications chirurgicales du diabète — quelques-unes très sérieuses — avait été prévue à l'avance et recherchée par déduction.*

Il est donc permis d'espérer que cette méthode si simple retrouvera entre les mains d'autres médecins, les résultats qu'elle nous a donnés à nous comme à nos premiers confrères qui l'ont expérimentée; qu'elle contribuera à soulager, rendre moins graves et guérir les complications chirurgicales du diabète.

Les réflexions et déductions qui précèdent terminaient, dans notre première communication à l'Académie, l'exposé des effets favorables du régime parmentier sur l'évolution des plaies et complications chirurgicales des diabétiques. Les phénomènes bientôt relevés chez les sujets des observations XIX et XX devaient justifier pleinement ces encourageantes déductions, bien plus, démontrer que nos réserves pouvaient largement s'atténuer en présence des nouveaux résultats acquis. Ces résultats méritent de fixer l'attention du praticien et celle du biologiste. Aussi avons-nous estimé utile de leur consacrer un chapitre dans notre seconde communication à l'Académie de médecine (11 février 1902). Mais avant de le reproduire, nous devons faire connaître la suite de notre observation XX depuis le point où elle s'arrêtait dans notre premier mémoire jusqu'au moment où le patient a quitté l'hôpital.

Obs. XX (*suite*). — Le 4 décembre on cesse le régime mixte institué depuis le 22 novembre.

Du 4 décembre au 25 décembre. Retour au régime parmentier. Pain complètement supprimé. Pommes de terre 800 grammes, puis 1 kilogramme par jour; même régime général; en plus, sardines, œufs, et 60 grammes de beurre par jour. Excellent appétit. L'amélioration générale et locale continue à s'affermir progressivement. La glycosurie diminue, réduite maintenant à quelques grammes par jour, parfois à 0. La marche devient bientôt possible, sans peine ni fatigue à condition de rester modérée.

Le 25 décembre, C... est autorisé à sortir pour passer quelques heures dans sa famille [1].

1. Les urines recueillies ce jour-là ne représentent pas l'urine totale des vingt-quatre heures, mais la quantité perdue a été faible (deux mictions). Les indications du graphique sont donc, pour ce jour, un peu inférieures à la réalité.

26 décembre. — L'épaississement des os du métatarse, encore sensible, diminue régulièrement. La fissure signalée plus haut (30 novembre), ne se fermant pas complètement, est touchée au stylet rouge. Pansement compressif à l'aristol. Cicatrisation complète quelques jours plus tard.

A partir du 27 décembre jusqu'au 14 janvier, régime ordinaire au pain (3ᵉ degré, 360 grammes par jour). La glycosurie reste très modérée, mais la courbe de la glycosurie se relève manifestement sur le tracé.

Moyennes nychthémérales des principaux éléments du syndrome urinaire pendant ces deux périodes :

RÉGIME.	DURÉE DU RÉGIME.	SYNDROME URINAIRE				
		VOLUME.	RÉACTION.	DENSITÉ.	URÉE.	GLYCOSE.
1° Régime parmentier. (1 k. env. pommes de terre par jour).....	21 jours	2,340ᶜᶜ	Acide	1016	24ᵍʳ38	3ᵍʳ65
2° Régime au pain (pain 360 gr. p. jour c. à d. ration alimentaire équivalente)..	18 jours	2,115ᶜᶜ	Acide	1018	31ᵍʳ	6ᵍʳ

Dans les premiers jours de janvier, C... demande à quitter l'hôpital pour reprendre son travail. Il sent ses forces revenues. Pendant le mois de décembre-janvier, son poids a suivi la progression croissante commencée en novembre (voir p. 97). Le gain a surtout été marqué en décembre, pendant la période de régime parmentier, comme l'indiquent les chiffres suivants :

POIDS NET

		kilos.
2 décembre	....	77
9 décembre	....	78,4
15 décembre	....	79,9
6 janvier	....	79
14 janvier (jour de la sortie)	....	80

La persistance d'une cystite chronique purulente avec rétrécissement urétral paraît un point noir pour l'avenir. C... continue à se cathétériser lui-même et ne consent pas à se laisser diriger sur le service où il pourrait suivre le traitement spécial nécessaire.

Il sort dans un état d'amélioration qu'il considère comme équivalent à la guérison le 14 janvier 1902.

Depuis ce moment nous avons eu l'occasion de revoir deux fois C...; il marche bien, le pied n'est pas douloureux; l'état général paraît aussi bon qu'au moment de l'exeat. La glycosurie est peu élevée; une analyse faite, à la fin du mois de février, indique 6 gr. 75 de sucre par litre; la diurèse des 24 heures n'a pas été précisée, elle n'est pas exagérée. En résumé, au point de vue général et local, l'état se maintient satisfaisant.

Très intéressante par elle-même cette observation de succès dû, en partie au moins, à la substitution des pommes de terre au pain devient encore plus instructive si on la rapproche des phénomènes constatés chez la malade de l'observation XIX. Voici d'ailleurs le résumé de ces faits et les commentaires que nous avons présentés à leur sujet [1].

« Les événements qui se sont succédé depuis deux mois chez les malades de nos observations XVIII et XIX [2] dont nous avons déjà entretenu l'Académie, ont fait éclater aux yeux l'importance paradoxale de ce régime plus complètement encore que nous ne l'avions exposé. Et cela, dans des conditions qui emportent avec elles un enseignement et méritent d'être signalées.

« Nos deux diabétiques étaient atteints l'un et l'autre de phlegmon suppuré du pied à marche envahissante ayant nécessité de multiples incisions. Les plaies, spontanées ou dues au bistouri du chirurgien, ne manifestaient aucune tendance à la cicatrisation. D'un commun accord avec notre collègue M. Cestan, chargé de la Clinique chirurgicale, nous avons institué pour les deux malheureux patients le régime aux parmentières.

« A partir de ce moment une amélioration générale et locale, quoique lente, ne tarda pas à se faire sentir. Mais tandis que l'un, C... de beaucoup plus malade et débilité, suivait ponctuellement son régime et voyait la transformation favorable de ses lésions s'accentuer progressivement, l'autre, Mme P..., commettait de nombreuses infractions, puis, avant que sa plaie, maintenant en bonne voie de cicatrisation, fût complètement fermée, demandait son exeat afin de pouvoir vivre à sa guise (octobre 1901).

« C..., maintenu au régime parmentier, dans le service, prend en place de pain 800 gr. à 1 kilogr. de pommes de terre par jour pendant presque tout le mois de décembre; pas de médicaments; beurre et aliments gras. Il continue à augmenter régulièrement de poids, va de mieux en mieux, commence à bien marcher. La glycosurie, malgré cette quantité de féculents, se réduit de plus en plus chaque jour, comme le montre le graphique, et pendant quelques jours consécutifs tombe à 0. Le 25 décembre, C... peut sortir en permission dans sa famille. A partir du 26, régime ordinaire au pain, 360 grammes par jour. La glycosurie remonte, mais légèrement.

1. *Bull. Académie de médecine*, Séance du 11 février 1902.
2. Ces observations sont cataloguées XIX et XX dans le présent travail, l'observation X n'ayant pas été comprise dans notre premier mémoire à l'Académie.

L'état général reste bon, les forces sont revenues; le pied malade est extérieurement semblable à celui du côté opposé. C... désire ne pas prolonger son séjour et demande bientôt à sortir, se sentant assez fort pour reprendre son travail. Il obtient son exeat le 14 janvier. A ce moment le poids atteint 80 k., il était de 75 kil. 8, le 4 novembre.

« Quant à Mme P... au moment où nous nous disposions à faire prendre de ses nouvelles chez elle, dans les derniers jours du mois de décembre, elle rentrait à la Clinique de notre collègue M. le professeur Caubet.

« Comme nous l'avions espéré et laissé prévoir, la plaie du pied, en bonne voie au moment de la sortie, s'était cicatrisée. Mais en l'absence de tout traitement ou régime, l'état général n'avait pas tardé à s'aggraver. Il est survenu une nouvelle complication d'ordre chirurgical : adéno-phlegmon de chaque bras (suppuré au bras gauche). L'émaciation a fait de grands progrès; la malade à bout de forces et de résistance est obligée de solliciter une seconde fois son admission à l'Hôtel-Dieu.

« Au moment où nous la voyons, quelques jours après sa rentrée, le délabrement physique, l'état de maigreur présentent un contraste frappant avec l'embonpoint progressivement récupéré et le bon état général de C... dont nous venons de parler : celui-ci va pouvoir quitter définitivement l'hôpital dans quelques jours, ayant gagné 4 kil. 2, en deux mois et demi. Et cependant, au moment où notre collègue M. Cestan voulut bien nous montrer ces deux malades à la Clinique chirurgicale et prescrire simultanément à l'un comme à l'autre le régime aux parmentières, l'état général et local était de beaucoup plus mauvais chez l'homme. C..., en plus de son diabète, avait une vieille lésion des voies urinaires, de sorte que pour lui il était permis de douter du résultat. Aujourd'hui, quelle incomparable différence à son avantage! Or, celui-ci avait suivi exactement la diète prescrite, celle-là s'était distinguée par ses infractions répétées au régime. Réserves faites sur la possibilité d'un diabète plus sévère chez Mme P..., ce qui prouve bien que la cause provocatrice de cette aggravation résidait dans l'inobservation du régime par nous prescrit, c'est l'heureuse modification qui n'a pas tardé à se produire par l'effet de l'alimentation aux parmentières à doses élevées, sans addition d'aucun médicament sauf parfois, de sels de Vichy. Il y a eu là une sorte de contre-épreuve, et bien probante.

« En effet, chez M. le professeur Caubet, P... a été soumise au régime parmentier d'après notre méthode, sous la direction de M. le Dr Buy, chef de clinique. Courtoisement, notre collègue nous avait proposé de continuer l'observation de notre ancienne malade. Mais l'occasion était favorable, au contraire, de savoir ce que donnerait dans un service voisin, pour un cas grave, chez une de nos anciennes malades, un régime simple qui depuis cinq ans nous fournissait d'excellents résultats et dont l'étude attentive nous avait apporté cette conviction qu'il nous était permis désormais de le recommander. Bientôt chez P... la substitution des pommes de terre au pain, à la dose de 1 à 2 kilogrammes par jour, avec addition de beurre, continuée pendant un mois environ, sans médicaments, a provoqué une sensible amélioration générale et locale : relèvement des forces, diminution sensible de l'émaciation, atténuation manifeste du syndrome diabétique. Le phlegmon suppuré du bras gauche, largement incisé, n'a pas tardé à se cicatriser. Nous avons vu il y a quelques jours la malade et constaté l'heureuse modification de son état.

« Ainsi commencent à se trouver réalisées les prévisions que nous avions exprimées dans notre précédent travail au sujet de l'efficacité du régime par nous préconisé dans les complications chirurgicales du diabète. La relation de ce cas hautement intéressant que M. le Dr Buy fera bientôt connaître de façon détaillée, mérite de retenir l'attention. Venant après ceux de MM. Dieulafé, Mossé et Cestan, Mossé, Sarda, il contribuera à enseigner ce qu'on peut espérer d'un régime simple, sagement conduit, pour atténuer la gravité des lésions trophiques et complications chirurgicales des diabétiques. »

Depuis que nous avons fait connaître les observations qui précèdent, l'événement a confirmé encore nos prévisions dans un cas de *lésions trophiques graves à tendance gangréneuse, récidivantes, au cours d'un diabète ancien* traité par M. le Dr Ollivier (de Toulouse). Notre distingué confrère, après nous avoir communiqué les heureux résultats qu'il devait au régime parmentier, nous a fourni avec une parfaite obligeance l'occasion de les apprécier nous-même à deux reprises auprès de sa malade.

Voici résumé à grands traits et précédé de la relation d'une première atteinte de ces accidents, l'épisode qui doit retenir plus

spécialement notre attention dans l'intéressante observation du
Dr Ollivier.

Obs. XXI. — *Diabète constitutionnel ancien, négligé. Plaies gangréneuses des
jambes. Traitement classique du diabète. Amélioration et cicatrisation très
lentes. Récidive. Même traitement général et local pendant trois mois. Tendance à la cicatrisation moins marquée encore que pendant la première
atteinte. Suppression du traitement antérieur. Régime parmentier (1000 à
1500 gr. de pommes de terre par jour). Amélioration rapide de l'état général.
Disparition de la soif, diminution de la diurèse. Modification favorable des
plaies. Accélération de la cicatrisation.*

Mme X..., cinquante-quatre ans, vie sobre, active, régulière; présente
depuis plusieurs années les symptômes du diabète constitutionnel. D'abord
assez bien supporté, par suite négligé, le trouble de la nutrition détermine la perte de l'embonpoint, la diminution progressive des forces enfin
un amaigrissement marqué. En l'espace de sept ans, Mme X... a maigri de
plus de 30 kilos; son poids est tombé progressivement de 89 kilos au-
dessous de 58 kilos [1].

Pas de syphilis probable. Fluxion de poitrine en 1892. Pas d'autres
maladies. Il y a deux ans, apparition de plaques rouges violacées sur les
deux jambes. Inflammation, gonflement, puis ulcération de la peau et du
tissu sous-cutané. Soif intense nuit et jour. — Diurèse très abondante. —
Vives douleurs spontanées dans les membres inférieurs. La malade à bout
de forces, préoccupée par la marche envahissante et la mauvaise nature des
plaies se résigne à garder un repos relatif et fait appeler le Dr Ollivier
(juillet 1900).

A ce moment, les deux jambes sont le siège de plaies étendues, sanieuses,
de mauvais aspect, sphacélées. Peu douloureuses ou indolores au toucher,
recouvertes d'un enduit gris-noirâtre, elles sont entourées d'un cercle rouge
sur leurs bords. Décollement et épaississement des tissus sur le pourtour
des plaies. Œdème et anesthésie douloureuse de la région. — Etat général
mauvais. Anorexie et inappétence complètes. Soif ardente. Bouche sèche.
Polyurie. — Cet ensemble clinique conduit M. Ollivier à soupçonner que la
gangrène des téguments reconnaît probablement pour cause l'existence
d'un diabète sucré.

L'analyse des urines décèle la présence d'une quantité de sucre assez
abondante, que la malade croit avoir été approximativement de 50 grammes
par litre pour une émission de trois litres environ dans les vingt-quatre
heures, soit une glycosurie un peu supérieure à 150 grammes dans la
journée.

1. 58 kilos est le poids de la malade le jour où nous la voyons pour la première fois avec le Dr Ollivier (août 1902). A ce moment, l'état général était bien
meilleur et le poids avait manifestement augmenté depuis quelques mois.

Traitement. — 1° Pansements antiseptiques deux fois par jour; 2° Traitement général et régime classique du diabète : *suppression complète des féculents*; *pain de gluten* à la place du pain ordinaire. Médication tonique, quinquina, arsenic, manganèse. De temps en temps médication iodurée dirigée contre l'artério-sclérose dont les signes généraux sont encore peu peu prononcés.

Sous l'influence de cette thérapeutique et des pansements quotidiens, continués avec persévérance, par M. Ollivier, le syndrome diabétique s'atténue; les plaies s'améliorent, mais *très lentement*.

Une nouvelle analyse, faite le 4 mars 1901 révèle 55 grammes de sucre et 0 gr. 35 centigr. d'albumine dans 2 litres 1/2 d'urine, en 24 heures.

La cicatrisation demande six grands mois avant d'être complète L'état des forces, quoique meilleur, reste toujours précaire.

Pendant l'été de 1901, quatre à cinq mois après que les plaies se sont fermées, Mme X... est envoyée à la campagne afin d'activer le retour à la santé. Mais là, spontanément ou peut-être favorisées par le ramollissement de la peau consécutif aux nombreux bains de jambes, chauds, quotidiens pris sur le conseil de personnes étrangères à la médecine, de nouvelles plaies se forment, augmentent d'étendue, affectent le même siège, la même marche que celles qui s'étaient montrées l'année précédente.

Quand la malade rentre à Toulouse (octobre 1901), M. Ollivier constate que les plaies, moins étendues que celles de l'année dernière, sont plus profondes. De plus, les pieds présentent les signes de la gangrène symétrique et superficielle des extrémités. Même régime et traitement antidiabétiques que pendant la première atteinte.

Les phénomènes de gangrène symétrique disparaissent dans l'espace de deux mois, mais les plaies des jambes restent torpides, sans réaction.

Au mois de janvier 1902, après plus de trois mois du traitement classique, les progrès sont peu marqués. Le travail de cicatrisation, quoique commencé, marche avec une lenteur désespérante. Aussi, en raison de la profondeur des plaies, le temps nécessaire à leur réparation, semble-t-il devoir être beaucoup plus long encore que la première fois. A ce moment M. Ollivier ayant eu connaissance de notre récente communication : *La cure de pommes de terre, dans le diabète et les complications diabétiques*, décide d'appliquer notre méthode chez sa malade. Tout traitement médicamenteux est supprimé; Mme X... est mise au régime des pommes de terre. Elle accepte le changement avec plaisir et très vite arrive à absorber *par jour, 1200 à 1500 grammes de parmentières bouillies*. Ces doses quotidiennes ainsi que la suppression du pain mangé d'ailleurs en petite quantité sont très bien supportées. L'appétit revient.

En 15 jours, les plaies prennent manifestement meilleure tournure. Bientôt le travail de cicatrisation s'accélère. Deux mois environ après l'instauration du régime parmentier, les plaies étaient fermées.

L'analyse des urines n'ayant pas été pratiquée à cette époque, on ne peut juger de l'amélioration du syndrome diabétique que par la diminution de la soif, de la sécheresse de la bouche et la diminution de la diurèse; phénomènes dont la coïncidence avec le changement de régime a été très remarquée par la malade et le médecin.

Très satisfaite du résultat obtenu, Mme X... continue l'alimentation aux pommes de terre, une fois les plaies cicatrisées. L'amélioration de l'état général se maintient et se consolide. L'entrain et les forces reviennent. Le poids augmente; Mme X... commence à retrouver une partie de son ancienne activité.

De temps en temps, en quelques points des anciennes cicatrices, déprimées, adhérentes à l'os, il se produit de petites érosions que Mme X... lave avec une solution antiseptique et protège par une légère couche d'ouate.

Le cou-de-pied et le pied restent dépourvus de sensibilité : « Ils sont comme morts ». L'anesthésie de cette région semble même avoir fait quelque progrès dans ces derniers temps (septembre 1902), ou du moins la malade en a plus complètement conscience.

4 octobre 1902. — Actuellement Mme X... est restée fidèle depuis neuf mois à ses pommes de terre, sauf pendant une courte période (avril), où elle eut de la peine à se procurer des parmentières de bonne qualité. Après avoir conservé pendant plusieurs mois une dose quotidienne voisine de 1 kilogr., elle réduit maintenant celle-ci à 500 grammes environ par jour. Elle prend aussi depuis longtemps, une petite quantité de croûte de pain à ses repas. Sauf parfois une courte diarrhée, ce régime a toujours été parfaitement toléré; trop bien peut-être car Mme X..., qui garde toujours une inappétence marquée pour la viande, ne fait aucun effort pour prendre divers autres aliments qui lui sont recommandés et qui lui seraient certainement utiles. Deux analyses d'urine pratiquées à quelques jours d'intervalle pendant la première quinzaine d'octobre montrent les variations suivantes dans le syndrome urinaire d'un nychthémère : volume 2 et 3 litres; densité 1036-1037; urée 15 gr. 6 et 17 gr. 6; sucre 50 et 100 gr. Albumine 0.

Mme X... a bonne mine, l'habitus extérieur indique que l'amélioration de l'état général déjà acquise au mois d'août, s'est accentuée et affermie.

La simple lecture de cette observation montre son grand intérêt pratique. Aussi avons-nous tenu à lui donner place à côté des observations déjà publiées dans les deux mémoires réunis en ce volume. Le succès remarquable obtenu par M. Ollivier, tire son intérêt non seulement de ce que les plaies étaient plus nombreuses, plus étendues, plus gangrénées que celles des malades dont nous avons rapporté l'histoire, mais aussi de ce que le régime parmentier a été continué pendant plus longtemps, la malade ne voulant pas s'en déshabituer.

Ici, comme chez plusieurs diabétiques dont l'histoire est relatée dans ces pages, il ne s'agit plus d'une simple « cure de pommes de terre », mais bien d'un régime alimentaire inédit, spécial, qui, en raison de sa personnalité, mérite d'être individualisé par un nom nouveau. Je l'appelle : « *Régime parmentier* ».

Si je m'excuse d'introduire un terme nouveau dans le langage médical, j'espère que l'addition au chapitre « *Thérapeutique alimentaire du Diabète* » de ce mot et de la chose qu'il désigne ne tardera pas à être justifiée par la pratique.

Les faits réunis à l'heure actuelle légitiment cet espoir.

De ceux-ci on pourrait peut-être rapprocher jusqu'à un certain point, le fait relaté par M. Coignard dans sa communication : *A propos du pain de gluten dans le régime des malades que l'on nomme diabétiques* (Soc. de médecine, Paris, 1886). Nous avons déjà cité [1] cette observation intéressante mais passée inaperçue ou négligée de tous les auteurs dont nous avons pu consulter les ouvrages sur le diabète. A ce double titre nous la reproduirons ici [2]. Le lecteur

1. Voir page 16 et *Revue de médecine*, 1902, page 279.

2. M. le Dr Coignard après avoir constaté la répugnance inspirée par le gluten et l'inappétence consécutive à son usage, en était venu à « engager ses diabétiques à remplacer cet aliment par des pommes de terre bouillies ou en purée. Lorsque j'ai pris cette coutume, dit-il, il y a six ans, après cinq années d'observation, j'ignorais complètement que la pomme de terre renfermait moins de matière saccharigène que le pain de gluten. Je pensais que, en recommandant les pommes de terre, et en engageant *les malades à en manger le moins possible* *, on devrait obtenir des résultats aussi favorables que ceux que peut donner le pain de gluten, et que, en outre, on aurait l'immense avantage de conserver l'appétence. C'est en effet ce qui a eu lieu et je n'aurais pas eu l'idée d'attirer l'attention de la Société sur ce *modus faciendi* que je considérais comme sans importance, si cette année, je n'avais été témoin du fait suivant :

« OBSERVATION. — En juillet, je fut appelé dans un pauvre hôtel pour y voir un malade âgé de cinquante-cinq ans. Ce malheureux, assis dans un fauteuil, la jambe étendue sur un coussin, le dos protégé par un oreiller, était haletant. Narines sèches, gencives saignantes, peau et sclérotiques jaunes; 10 à 12 selles dysentériques par 24 heures depuis deux jours.

« La deuxième phalange du gros orteil droit était détachée et la plaie saignante. « L'odeur de l'appartement était insupportable. Au premier abord on aurait pu croire qu'il s'agissait d'un ictère grave. Mais ce malade n'avait pas de fièvre et l'on me montra des analyses indiquant 47 grammes de sucre par litre d'urine; la diurèse atteignait environ 4 litres en 24 heures.

« Depuis deux ans, cet homme venait à Vichy, où il suivait le traitement classique : pain de gluten, viandes rôties, pas de fruits, pas de féculents, quatre verres d'eau de la Grande Grille par jour, un bain d'eau minérale tous les deux jours.

« Je fis remplacer le pain de gluten par les pommes de terre bouillies et je conseillai l'usage des fruits de la saison, fraises et pêches. Je fis continuer bien entendu l'eau de Vichy.

« Après douze jours l'ictère avait disparu, ainsi que la diarrhée dysentériforme

* C'est nous qui soulignons.

pourra ainsi en prendre connaissance et voir dans les commentaires de l'auteur, que s'il recommandait la pomme de terre à la place du pain de gluten, comme ses devanciers, il recommandait aux malades *d'en manger le moins possible*, condition qui établit, — nous l'avons dit au commencement de cet ouvrage, — une différence profonde, radicale, entre les errements des premiers médecins qui autorisèrent la pomme de terre chez les diabétiques et la méthode que nous préconisons aujourd'hui.

§ V. — DIABÈTE ET ALBUMINURIE

L'albuminurie coexiste souvent avec le diabète, que l'altération rénale soit provoquée à la longue par l'hyperglycémie et la glycosurie, ou qu'une vraie néphrite indépendante du diabète — du moins au début — coexiste avec cette affection. Dans ces cas pourra-t-on instituer le régime des pommes de terre tel que nous l'avons recommandé jusqu'ici?

Pour le moment, nous serons réservé sur ce point :

1° Parce que les questions qui peuvent être soulevées à cette occasion sont ardues, complexes, encore à l'étude;

2° Parce que notre expérience à cet égard est trop restreinte.

Personnellement, depuis que nous avons entrepris ces études, nous n'avons en effet observé qu'un seul cas d'albuminurie par néphrite chronique interstitielle bien caractérisée coïncidant avec le diabète [1] chez un arthritique dont la lésion néphrétique était la maladie principale.

Chez le sujet de l'observation XX, comme nous l'avons vu, il existait aussi de l'albumine, ayant pu atteindre, rarement dépasser 1 gr. par jour et bientôt réduite à des « traces ». Mais celle-ci provenait

et le saignement des gencives. La plaie de l'orteil pansée à l'iodoforme bourgeonnait.

« Ce malade est resté encore huit jours; je n'ai pu le garder davantage, ni obtenir de lui une analyse d'urine.

« Cette observation m'a fait penser que remplacer le pain de gluten par la pomme de terre bouillie était autre chose qu'un simple *modus faciendi*.

« ... C'est une question d'hydratation. »

A l'appui de cette opinion Coignard rappelle les travaux de Mayet, Boussingault, Lécorché, Esbach qui avaient déjà donné cette explication. (Coignard, *Bull. Soc. de méd. Paris*, 23 octobre 1886, p. 191.)

1. Nous ne parlons pas de ce léger trouble albumineux qui accompagne fréquemment le diabète à une période plus ou moins avancée de la maladie et dont la valeur séméiologique ne doit pas être négligée.

surtout du pus de la vessie; l'élément rénal, chez ce malade, por-
teur d'une lésion chronique des voies urinaires consécutive à un
vieux rétrécissement, ne paraissait pas encore très altéré[1]. C'étaient
les complications chirurgicales du diabète et la cystite chronique qui
retenaient principalement l'attention.

A priori, rien ne paraît s'opposer à ce que l'on cherche à faire
profiter les diabétiques albuminuriques d'un régime dont les documents qui précèdent montrent l'utilité dans le diabète. Si l'administration des parmentières est un moyen de diminuer l'hyperglycémie, il semblerait théoriquement que la lésion rénale — et aussi
le processus de sclérose des vaisseaux, — ne devrait éprouver que
de bons effets d'une irrigation par un sang moins chargé de sucre.

Mais sans parler de l'hypothèse, fort admissible à notre sens,
d'une perméabilité rénale plus grande pour le sucre dans certains
cas, sans hyperglycémie (Talma, Klemperer, Lépine[2]), il ne faut
pas oublier d'une part que les albuminoïdes des pommes de terre,
d'ailleurs peu abondants, offrent une digestibilité relativement faible
et que certains malades cherchent à se procurer une plus grande
quantité de viande pour combler la lacune laissée dans leur alimentation, au point de vue de l'apport azoté, par la suppression du pain.
C'est ce que nous avons pu constater dans plusieurs cas chez nos
malades d'hôpital (obs. III, obs. XI) auxquels on avait supprimé le

1. M. Frenkel a bien voulu nous communiquer l'intéressante observation d'un
diabétique atteint de fièvre et dont les urines contenaient en même temps que
du sucre, de l'albumine, du pus, parfois du sang. Le malade avait été soumis
alternativement au régime carné sans féculents, puis au régime des parmentières, enfin au régime carné de nouveau pendant quelques jours. Pendant la
période aux pommes de terre, la glycosurie a été moindre que pendant le régime
sans féculents. Le dernier jour du régime aux pommes de terre, la glycosurie
s'éleva brusquement et au cours du régime sans féculents aussitôt repris pendant quelques jours, son niveau resta un peu au-dessus de ce qu'il était durant
le premier septenaire du régime carné. Particularité digne de remarque, le
dernier jour du septenaire d'épreuve sans féculents, la courbe de la glycose
monta brusquement de façon pareille et atteignit à peu près le niveau (40 grammes) auquel elle retombait dès que le régime de Cantani fut repris. Le poids du
malade avait diminué, quel que fût le régime adopté. — Nous mentionnons
ce fait à titre de document, en faisant remarquer combien les conditions étaient
complexes (albuminurie, fièvre, pyurie, hématurie).

2. Voir Lépine, *Semaine médicale*, 1901, p. 262. Il se passerait là sans phloridzine
quelque chose d'analogue au diabète phloridziné. Toutefois d'après Lépine, si
diverses circonstances (trouble nerveux, choc moral, traumatisme, etc.) peuvent
provoquer des modifications fonctionnelles qui rendent les cellules du rein
plus perméables au sucre, *la glycosurie rénale* ainsi produite est toujours tran-
sitoire, et on ne saurait prétendre avec Klemperer, qu'il existe un *diabète rénal*
(Lépine, Glycosurie sans hyperglycémie, *Lyon méd.*, 1902, Vol. XCXIX, n° 47).

pain et donné les parmentières. Or le régime carné n'est pas favorable aux albuminuriques. D'autre part nous avons vu dans le premier chapitre, que chez les diabétiques, l'excès d'alimentation carnée peut augmenter la glycosurie aux dépens des matières protéiques alimentaires (Glycogénie sans glycogène, voir p. 18).

Ce n'est pas tout. Plusieurs auteurs seraient encore disposés à admettre que l'irritation rénale déterminée par une excrétion azotée abondante peut non seulement augmenter l'albuminurie, mais rendre le rein plus perméable au sucre. D'autre part, on n'ignore pas que l'utilité du lait comme aliment dans le diabète est contestée comme celle de la pomme de terre que nous voudrions mettre hors de contestation. Les difficultés du problème et les inconnues à dégager sont ici encore plus nombreuses que pour le régime des diabétiques non albuminuriques.

Aussi, trop peu documenté, ne chercherons-nous pas aujourd'hui à entamer cette question. Nous la reprendrons plus tard si nous avons pu réunir un plus grand nombre d'observations et d'expériences que nous n'en possédons en ce moment. Ici, après avoir montré les difficultés qui jalonnent la route et l'utilité qu'il y aura à préciser les conditions du déterminisme quand ce chapitre sera abordé, nous nous contenterons de rappeler les effets obtenus chez un de nos malades albuminurique et diabétique auquel nous avons conseillé de comprendre les pommes de terre et le lait dans son régime.

Obs. XXII. — *Néphrite chronique ancienne chez un arthritique atteint d'artério-sclérose généralisée et de cardio-sclérose. — Diabète léger. — Suppression du pain. — Addition de pommes de terre au régime des Brightiques. — Disparition temporaire de la glycosurie. — Diminution de l'albuminurie.*

M. X..., soixante-trois ans, arthritique. Ancien diabète bien toléré dont l'origine remonte à plus de quinze ans. Actuellement la glycosurie est bien réduite; c'est l'artério-sclérose généralisée déjà associée à des symptômes de cardio-sclérose et une albuminurie liée à la sclérose rénale qui occupent le premier plan et dominent la scène pathologique.

Le 3 juillet 1899, une analyse faite par M. Saloz mentionne 11 gr. de sucre, 2 gr. 24 d'albumine. Le malade éprouve une grande répugnance pour le régime lacté absolu. Nous prescrivons : régime lacté partiel : 2 litres de lait par jour, suppression du sucre, du pain; pommes de terre bouillies pour remplacer le pain dont l'usage est déjà réduit, pommes de terre en purée, jaunes d'œuf; viandes blanches en petite quantité.

Le 24 juillet, après s'être soumis pendant trois semaines à ce régime,

M. X... fait faire une nouvelle analyse avant de venir nous consulter. De celle-ci il résulte que *pour le moment le sucre a complètement disparu* dans les urines des vingt-quatre heures précédentes et que l'albumine est réduite à 1 gr. 62.

Malgré la circonstance favorable de la disparition temporaire, complète du sucre, cette observation [1] qui contient seulement le résultat de deux analyses méritant confiance, mais pratiquées à vingt jours de distance l'une de l'autre, et aucune notion sur le syndrome urinaire pendant la période intermédiaire, n'offre pas pour nous la valeur probante de celles qui donnent les résultats des analyses nychthémérales méthodiquement pratiquées chaque jour, à l'hôpital pendant un temps prolongé. Nous la signalons à titre de renseignement et d'indication. Elle offre cependant ce point intéressant que la modification du régime a été parfaitement tolérée et que *la disparition de la glycosurie a coïncidé avec une diminution de l'albuminurie* [2].

NOTE ADDITIONNELLE.

En attendant qu'il me soit permis de reprendre cette question, je suis amené à penser, dès aujourd'hui, que dans ce chapitre « *Diabète et Albuminurie* », j'ai fait preuve d'une trop grande circonspection relativement à l'emploi du régime parmentier dans le diabète associé à la néphrite chronique. Mais est-ce un tort et faut-il s'excuser de pousser, même un peu loin, la prudence scientifique dans l'application clinique de données thérapeutiques nouvelles? Je ne le pense pas.

Aux raisons données plus haut il vient en effet s'en ajouter une autre — signalée au chapitre « *Indications, Contre-indications* » — qui milite en faveur d'une surveillance attentive de l'action du régime parmentier chez les brightiques diabétiques. Je veux parler de la toxicité de la potasse abondante dans les pommes de terre. Celle-ci semble pouvoir très facilement devenir nuisible dans les cas de lésion du rein. Tous ces arguments gardent encore à nos yeux une réelle valeur. Cependant l'observation XXII rapprochée d'un nouveau fait que j'ai en ce moment en observation et jusqu'ici

---

1. Voir cette observation déjà publiée, avec commentaires plus détaillés, in *Bulletin de Thérapeutique*, janvier 1900.

2. Le sucre a reparu, toujours en petite quantité. L'artério-sclérose généralisée et la néphrite chronique ont continué à évoluer lentement et ont fini par entraîner la mort (avril 1902).

très favorablement influencé par le régime des pommes de terre (voir p. 138, note 2), me conduit à croire que les arguments mis en avant, plus haut, pour justifier les tentatives prudentes d'alimentation aux pommes de terre chez les diabétiques atteints de sclérose vasculaire et rénale peuvent avoir dans certains cas assez de puissance pour neutraliser ou combattre avantageusement les arguments opposés.

L'hyperglycémie est une cause d'excitation continue des parois artérielles, favorisant le processus artério-scléreux et les troubles dystrophiques consécutifs qui en dérivent. L'emploi des parmentières susceptible de diminuer l'hyperglycémie doit avoir pour effet de retarder ou atténuer les processus scléreux des vaisseaux accélérés par l'altération du sang [1]. Théoriquement on peut donc rechercher cet effet utile afin d'amener l'irrigation des vaisseaux et des organes par un sang moins chargé de sucre, c'est-à-dire moins irritant. Mais il ne faut pas oublier que, comme une arme à deux tranchants, ce régime thérapeutique devra dans ces cas, être manié avec prudence et méthode.

1. Nous n'avons envisagé, quand nous avons parlé des diabétiques atteints de cataracte et soumis au régime parmentier, que l'influence de l'alimentation aux pommes de terre sur la glycosurie et les suites opératoires. Mais il serait intéressant de chercher chez les diabétiques qui commencent à offrir une opacité cristallinienne déjà apparente et sous la dépendance de l'hyperglycémie, si cette opacité serait heureusement influencée par la diminution de l'hyperglycémie, conséquence habituelle du régime parmentier. Rien ne défend de l'espérer du moins pour les opacités légères, encore susceptibles de rétrocession. Dans tous les cas, ce serait à vérifier, et l'occasion pourrait se trouver, facilement, d'élucider ce point dans les Cliniques d'ophtalmologie. M. Frémont (*Nutrition dans le diabète. Modifications par la cure de Vichy*, XIe Congrès méd. intern., Rome, 1894) dit avoir constaté quelques faits de ce genre, chez les diabétiques, à la suite d'une saison à Vichy. Tout récemment dans une observation qui nous a été communiquée par MM. Baillaud et Séguret, nous avons eu le plaisir de trouver une amélioration de la vue, signalée par les auteurs, chez un malade qu'ils avaient soumis au régime parmentier.

TROISIÈME PARTIE

Pathogénie. — Thérapie

CHAPITRE V

GENÈSE DE L'AMÉLIORATION DES DIABÈTES SOUMIS AU RÉGIME DES POMMES DE TERRE

Les documents réunis dans les chapitres précédents mettent hors de doute l'amélioration habituelle, parfois considérable, des diabètes sucrés soumis quotidiennement au régime des parmentières à doses élevées, suffisantes pour maintenir l'équivalence alimentaire de la ration de pain supprimée. Cette substitution a pu être conservée pendant des périodes plus ou moins longues, au grand avantage des malades. Les complications chirurgicales diabétiques ont pris une évolution favorable sous l'influence de ce changement de régime.

Quelle est la raison de ces faits heureux mais en contradiction avec les idées généralement admises sur la thérapie du diabète?

Jusqu'ici nous avons été sobre d'hypothèses. Nous nous sommes borné à exposer les faits observés. Ce n'est pas que le besoin d'une explication théorique ne s'impose à l'esprit du médecin. Sans analyse pathogénique point de bonne médecine, point de thérapeutique raisonnée. Mais, au début, il était difficile d'étayer suffisamment les hypothèses qui pouvaient se présenter à la pensée.

Il fallait d'abord établir la *constance* ou du moins *la grande fréquence de cette surprenante amélioration*; celle-ci dûment constatée par l'observation clinique, montrer qu'elle était en relation de cause à effet avec l'absorption, l'utilisation des féculents ingérés. Ces deux premières étapes ont été franchies. Il reste à pénétrer maintenant le mécanisme intime de ce phénomène inattendu, aussi intéressant pour le biologiste que pour le clinicien.

« On est amené à penser, écrivions-nous dans un précédent travail[1], que le mieux-être, la diminution de la soif et de la glycosurie peuvent dépendre :

« 1° de ce que les pommes de terre introduisent dans l'économie une plus grande quantité d'eau;

« 2° de ce que les matières hydrocarbonées de ces tubercules sont beaucoup mieux utilisées dans les diabètes gras ou maigres qu'on ne le supposait jusqu'ici. » — Fait cliniquement démontré maintenant, grâce aux observations réunies dans le chapitre précédent et aux analyses urologiques qui les accompagnent.

« Pourquoi les matières hydrocarbonées sont-elles mieux utilisées?

« Deux hypothèses de chimie biologique, quelques expériences de microbiologie peuvent servir de fil conducteur pour la nouvelle étape qui s'ouvre devant nous. »

Les expériences de microbiologie auxquelles nous faisions allusion sont celles de M. le professeur Rappin. Au Congrès pour l'avancement des sciences, lors de notre première communication (Nantes, 1898), et surtout l'année suivante (session de Boulogne, 1899), notre collègue a fait connaître le résultat de recherches entreprises dans son laboratoire sur le rôle des microorganismes de l'intestin dans la pathogénie du diabète sucré. Ces ferments figurés ensemencés sur divers milieux amylacés, pain, pomme de terre, etc., décomposent l'amidon et donnent du sucre, mais en fournissent d'inégales quantités suivant le milieu nutritif.

. M. Rappin, avec un de ses élèves M. Fortineau[2], a étudié l'influence du *B. mesentericus vulgatus* sur les substances alimentaires couramment incriminées comme causes principales de la glycosurie et par suite proscrites ou réduites sévèrement dans le régime des diabétiques : 1° fécule du commerce; 2° pain; 3° pommes de terre.

« Les bouillons préparés à la fécule, dit M. Rappin, fournissent le taux le plus élevé de sucre. Viennent ensuite les bouillons au pain et enfin ceux à la pomme de terre. Ici l'expérience du laboratoire vient confirmer l'observation clinique à l'appui de laquelle M. Mossé

---

1. *Journal de Physiologie et de Pathologie générale*, 15 septembre 1901, p. 792.
2. Rappin et Fortineau, Les ferments figurés du tube digestif et la glycosurie (*Bulletin de l'Institut Pasteur de la Loire-Inférieure*, 1899-1900. — Congrès de l'A. F. A. S., Boulogne, 1899.)

présentait récemment un nombre de faits lui permettant d'établir que chez le diabétique alimenté comparativement avec le pain et la pomme de terre, le taux de sucre éliminé est toujours supérieur dans le premier cas. »

Les expériences de M. Rappin méritaient d'être signalées, et nous pouvons en tenir compte. Au point de vue qui nous occupe leur portée reste cependant limitée. La transformation des amylacés en sucre par l'action des ferments figurés de l'intestin ne présente qu'une importance relative, même dans l'opinion de ce savant.

La saccharification des matières amylacées dans le tube digestif résulte essentiellement de l'action des ferments solubles : voilà le premier point qu'il nous faut admettre. D'autre part, la théorie d'après laquelle le diabète sucré reconnaît le plus souvent, pour cause prochaine *le défaut d'utilisation du sucre élaboré* bien plus que *l'excès de production,* gagne chaque jour du terrain.

En partant de cette théorie c'est donc la recherche des conditions capables d'expliquer le réveil de la fonction glycolytique constaté après l'emploi des pommes de terre, qui devait nous mettre sur la voie de la solution du problème.

A première vue, nos observations semblent favorables à cette manière de concevoir la pathogénie du diabète. Pendant la durée du régime parmentier nos malades ont absorbé une ration quotidienne de fécule d'ordinaire équivalente, parfois supérieure à la ration de féculents contenus dans le pain, et la glycosurie s'est rapidement abaissée. Ne sommes-nous pas conduit à entrevoir déjà que cette action bienfaisante des parmentières, leur supériorité sur le pain dans l'alimentation des diabétiques doit dépendre de ce qu'elles favorisent la glycolyse, c'est-à-dire la consommation du sucre par les tissus, plutôt qu'elles ne modèrent la glycogénie alimentaire ?

Quelles sont les conditions de cette meilleure utilisation du sucre et de l'amélioration du syndrome diabétique sous l'influence de l'alimentation aux pommes de terre ? C'est la question qui se dresse maintenant devant nous, le problème qu'il faut résoudre.

Nous n'entrerons pas ici dans l'étude de la saccharification de l'amidon, si intéressante et toujours discutée [1] et ne reviendrons pas sur la glycogénie alimentaire. Il est cependant une circonstance qui,

1. Voyez : Duclaux (Amidon, dextrine et maltose, *Annales Institut Pasteur,* 1895, p. 214). — Pottevin (Saccharification de l'amidon, *Ibid.,* 1899, p. 564). — Lépine (Revues et travaux in *Semaine médicale,* 1897-1901 ; *Revue de médecine,* août 1901, p. 700 ; *Ibid.,* juillet 1902, p. 659).

dès le début, mérite d'être relevée. Le plus souvent l'amidon ou la fécule entre dans l'alimentation sous forme d'aliment composé. La crainte des inconvénients résultant ou pouvant résulter de la saccharification de l'amidon a généralisé, sans doute de façon trop rapide et simpliste, la proscription des aliments amylacés dans le diabète. On ne s'est pas assez préoccupé de la réaction immédiate et du rôle ultérieur dévolus, dans les échanges de la matière fixe ou circulante, aux substances diverses composant avec l'amidon ou les autres hydrocarbonés, les aliments interdits en bloc.

On a commencé dans ces derniers temps à tenir compte de la qualité des hydrates de carbone ingérés par le diabétique. On s'est moins occupé des principes auxquels ils sont associés dans les aliments composés. Or, à notre sens, c'est précisément de la constitution chimique de la pomme de terre comparée à celle du pain, c'est surtout de la transformation ultérieure de certains éléments de ces tubercules dans l'organisme, que dépendent la meilleure utilisation du sucre produit et l'amélioration du syndrome diabétique au cours du régime parmentier.

Nous savons déjà que, en prescrivant un poids de pommes de terre 2 fois 1/2 à 3 fois supérieur à celui du pain, on maintient très approximativement la ration primitive en albuminoïdes et hydrocarbonés, mais on introduit *dans l'organisme environ 6 fois plus d'eau et 2 1/2 à 3 fois plus de sels ou substances minérales* (voir p. 23 et 150). Cette modification constitue pour nous la cause primordiale de l'amélioration observée.

L'apport d'une quantité d'eau plus abondante permet d'expliquer de façon plausible la diminution de la soif, de la sécheresse de la bouche, la fatigue moins rapide des tissus et appareils. Mais ce n'est là qu'une partie du problème. Il reste à expliquer pourquoi, sauf exception, la glycosurie diminue ou disparaît après la complète substitution des pommes de terre au pain.

Ici nous sommes au cœur du problème. Nous serrons de plus près la difficulté. Celle-ci se précise, tient tout entière dans la question suivante :

Pourquoi la glycolyse est-elle plus facilement provoquée par le régime parmentier? c'est-à-dire : *Pourquoi l'organisme utilise-t-il mieux à doses égales la fécule des pommes de terre que la fécule du pain?*

Hypothèses. — Deux hypothèses de chimie biologique doivent être examinées :

1° Cette facilité provient de la variété ou qualité de sucre produit par la fécule de pomme de terre.

2° Elle résulte de ce que la cellule vivante est mise dans de meilleures conditions pour remplir la fonction glycolytique. En un mot le pouvoir glycolytique, restreint dans le diabète, est-il excité par une substance quelconque apportée à l'économie par les pommes de terre et n'existant pas ou existant en moindre proportion dans le pain?

PREMIÈRE HYPOTHÈSE. — *La matière amylacée des parmentières fournit un sucre dont la glycolyse est plus facile que celle du sucre produit par la saccharification du pain.*

Théoriquement il n'est pas impossible que la pomme de terre puisse fournir un sucre plus facilement glycolysable que celui provenant de la saccharification du pain. En l'état actuel de nos connaissances nous ne pouvons guère démontrer cette proposition. Pour y arriver il faudrait réaliser, expérimentalement sur l'animal ou *in vitro*, la glycolyse du sucre provenant de la saccharification de la fécule par les sucs digestifs (diastase salivaire, trypsine, etc.) et la comparer à celle du sucre obtenu par la saccharification de l'amidon du pain. Expérience difficile. D'ailleurs si toutes les difficultés techniques de cette recherche pouvaient être vaincues — et cela paraît bien aléatoire à notre maître et ami M. le professeur Lépine, un des savants les plus autorisés pour tout ce qui concerne l'étude du diabète — les conditions de l'expérience s'éloigneraient trop de ce qui se passe dans l'organisme pour que le résultat pût être bien probant. Cette hypothèse reste donc gratuite.

Ajoutons que l'histoire des notions progressivement acquises sur la glycogénie normale et pathologique semble nous avertir que là n'est pas le nœud vital de la question.

DEUXIÈME HYPOTHÈSE. — *Les pommes de terre introduisent dans l'économie une substance favorisante du pouvoir glycolytique diminué dans le diabète et qui, de ce fait, se trouve excité, ramené un peu plus vers la normale.*

Cette hypothèse paraît, de prime abord, mieux harmonisée que la précédente avec les notions actuelles sur la pathogénie du diabète. D'emblée elle fait intervenir les propriétés de la cellule vivante, ce qui, dans l'interprétation d'un trouble général de la nutrition, satisfait mieux l'esprit. Puis, elle se réclame d'un mécanisme connu que le médecin sollicite quand il prescrit les substances auxquelles on attribue le pouvoir de stimuler la glycolyse (agents oxydants, permanganate, *alcalins*, etc.). Or ce que nous avons dit plus haut de la composition comparée des pommes de terre et du pain conduit à chercher si des éléments de cet ordre ne pourraient se trouver parmi les *substances minérales et sels* réunis en bloc sous le nom de *Cendres* dans les tableaux d'analyses? La composition des *cendres* de la parmentière diffère en effet, très sensiblement de celles du blé et du pain. Et la différence mérite d'attirer d'autant plus l'attention que la proportion centésimale des cendres étant à peu près la même dans chacun de ces aliments, — 1 p. 100 approximativement — la substitution d'un poids de pommes de terre deux fois et demi à trois fois supérieur à celui du pain, apporte à l'organisme une ration minérale, non pas égale mais 2 1/2 à 3 fois supérieure environ à la ration supprimée.

En quoi consiste donc cette différence?

Elle porte d'abord sur la *nature et la composition des sels* (*acides et bases*), *peut-être* aussi sur la *présence du manganèse*.

Les tableaux de Moleschott[1], les analyses de Payen[2], Barral[3], Dehérain[4], Balland[5], Rivot[6], le mémoire déjà cité de Boussingault fournissent sur ce point de très utiles indications. Nous rapporterons ici quelques chiffres seulement, en rappelant que la composition centésimale de ces tubercules est sujette à variations.

Les cendres de la pomme de terre contiennent une *notable quantité de potasse* et à peine des *traces de soude*. D'après Moleschott 1 kilogr. de parmentières fournirait 10 gr. 25 de sels, dans lesquels la potasse entre pour 6 gr. 26 (c'est-à-dire plus de moitié), tandis qu'il y a seulement 0 gr. 26 de chaux, 0 gr. 53 de magnésie et des « *traces* » de soude. Plus loin nous donnerons les résultats de recherches récentes sur la teneur en potasse des pommes de terre consommées à une même époque de l'année dans les hôpitaux de plusieurs grandes villes[7].

---

1. Rapportés par Beaunis : *Nouveaux éléments de Physiologie humaine*, 2ᵉ édition; *Physiologie de la nutrition*, p. 632. — Voir aussi A. Gautier : *Chimie Biologique*, XVIIIᵉ leçon, Paris, 1897.

2. Payen, *Précis théorique et pratique des substances alimentaires*, p. 302.

3. J. A. Barral, *Le Blé et le Pain*, Paris, 1863.

4. Dehérain, *Chimie agricole*, Paris, 1901.

5. Balland, Les pains de munition et les pains de conserve dans les principales armées, *Annales d'hygiène publique*, juin 1901 — Pains de froment, de maïs et de seigle, *Revue du service de l'Intendance militaire*, 1898, p. 335.

6. Rivot, cité par Barral : *Le Blé et le Pain*.

7. Voir Chapitres IX et X : Bromatologie du pain et de la pomme de terre.

Dans la parmentière une très grande partie des alcalis se combine à des acides organiques (acides oxalique, citrique, pectique, malique, etc.) constituant ainsi, dans ces tubercules, des *sels organiques* qui se transformeront en *carbonates alcalins,* dans l'organisme sous l'influence des combustions respiratoires. Le restant des bases est combiné à des acides minéraux principalement à l'acide phosphorique.

Payen indique 1,26 p. 100 de sels (chiffre un peu plus fort que celui donné par les autres auteurs. (Variété analysée : *Patraque jaune*). Les sels sont des pectates, malates, citrates, phosphates, etc.

Dans le blé et le seigle qui servent à faire le pain, on trouve une assez grande quantité de soude, — alcali qui fait défaut dans la pomme de terre. Par contre, ils contiennent de la potasse en moindre proportion que la parmentière. Dans le froment il y a 0,45 p. 100 de potasse; 0,20 de soude; dans le seigle 0,34 p. 100 de potasse; 0,18 p. 100 de soude (Voir p. 157 pour les analyses des *Cendres* du pain).

Voilà donc une première différence, et sérieuse, entre la pomme de terre et le pain. Autre différence, non moins importante : il n'y a *pas d'acides organiques dans le blé et le pain,* presque tout l'acide des céréales est constitué par *l'acide phosphorique.* Les phosphates formés par cet acide ne peuvent pas, une fois introduits dans l'organisme se transformer comme les sels à acides organiques, en carbonates alcalins, sous l'action des combustions vitales.

Les parmentières apportent donc à l'économie une quantité d'alcalins dont le médecin doit tenir compte. Boussingault en avait eu l'intuition [1]. Ces alcalins sont déjà *vitalisés,* par suite capables peut-être d'agir encore plus activement que les alcalins ordinaires comme excitants de la glycolyse.

1. « Nul doute, disait-il, que dans un régime prescrit aux glycosuriques, il n'y ait à prendre en considération l'alcali formé par les éléments végétaux. Il n'est pas invraisemblable, par exemple, que dans l'équivalent des pommes de terre pesant 173 grammes et où il y a les éléments de 0 gr. 9 de carbonate de potasse les 40 gr. 2 d'amidon qui en font partie soient soumis à une action alcaline favorable au malade, et à laquelle échapperont les 40 gr. 2 d'amidon des équivalents de biscuit, de gluten, de riz, des pâtes féculentes, du pain, par la raison que dans ces aliments, l'alcali s'y trouvant constituer des phosphates n'est pas dans les conditions voulues pour donner lieu à une production de carbonates par l'effet de la combustion accomplie dans l'organisme » (*Annales de Chimie et de Physique,* 1875, 5° série, T. V, p. 127).

Un simple calcul montre que si 173 grammes des pommes de terre analysées par Boussingault, contenaient les éléments de 0 gr. 90 de carbonate de potasse, 1 kgr. de ces tubercules contenait les éléments de 5 gr. 20 de ce sel.

Quoi qu'il en soit de cette dernière hypothèse, *l'alimentation aux parmentières* peut être comparée — du moins jusqu'à un certain point — à une *cure alcaline*, avec cette particularité que l'alcali agissant pour réveiller l'action glycolytique affaiblie (génétique du diabète dans la grande majorité des cas), est ici la *potasse* c'est-à-dire un élément qui, dans les diathèses acides et les maladies par ralentissement de la nutrition doit souvent être préférée à la soude.

Il serait peu utile de multiplier les chiffres des différences de composition constatées dans les diverses espèces de pommes de terre alimentaires ou même, suivant les circonstances, dans une seule variété. On trouvera plus loin un chapitre consacré à ce sujet. Mais il est deux notions cardinales qui, dès maintenant, se dégagent de notre étude :

1° *La pomme de terre renferme une importante quantité de potasse combinée en grande partie à des acides organiques. Les sels organiques ainsi constitués sont transformés dans le corps humain, par les combustions vitales, en carbonates alcalins dont la pratique comme la théorie révèlent l'importance thérapeutique dans le diabète sucré.*

2° *Dans le blé, dans le pain, la potasse est moins abondante, les acides organiques font défaut. Les alcalis (soude, potasse, etc.) s'unissent dans ces aliments, à des acides minéraux (à l'acide phosphorique presque en totalité) pour former des sels que leur nature empêche de se transformer en carbonates alcalins.*

Ainsi à ne considérer que le côté chimique de la question, la transformation, dans l'économie, des sels organiques de la pomme de terre en carbonates alcalins à l'état naissant, constitue déjà une première condition favorable à la glycolyse.

Mais un autre côté du problème nous intéresse comme cliniciens chargés de surveiller l'action des agents chimiques sur l'être vivant, malade.

Le diabète appartient aux dyscrasies acides. Or la potasse, dans les dyscrasies acides, *doit souvent être préférée à la soude*, comme l'enseigne en France, notre maître M. le professeur Bouchard[1], comme le professent aussi les médecins de l'Ecole anglaise. Et nous venons d'apprendre que l'ingestion de cette base combinée aux acides organiques dans les parmentières, favorise les combustions, excite la glycolyse bien mieux qui ne peuvent le faire les sels à acide minéraux contenus dans le pain.

1. Bouchard, *Maladies par ralentissement de la nutrition*, p. 66.

D'après ces données nous sommes donc conduit à expliquer de la façon suivante la genèse des effets salutaires de la substitution des pommes de terre au pain, le processus chimique et vital de l'amélioration liée à ce changement de régime :

1° *Par son eau de constitution six fois environ plus abondante* que l'eau contenue dans une ration de pain équivalente, la pomme de terre diminue la soif et la sensation de sécheresse de la bouche;

2° *Par sa potasse* combinée en notables proportions aux acides organiques — (1 kilogramme de pommes de terre introduit dans l'économie une quantité de sels organiques pouvant fournir environ 5 grammes de carbonate de potasse [1]). — *elle diminue la dyscrasie acide, tend à replacer les cellules dans un milieu plus alcalin, c'est-à-dire plus physiologique.* Par là, elle facilite les manifestations de l'activité vitale cellulaire, donc l'énergie glycolytique et enraye l'hyperglycémie.

Telle est dans ses lignes essentielles la conception pathogénique qui nous a paru rendre compte de l'amélioration générale et de l'amélioration du syndrome urinaire produites par le régime des pommes de terre à hautes doses quotidiennes dans le diabète. C'est celle que nous avons tout d'abord proposée (*C. R. Acad. des Sciences,* CXXXIII, 1901, p. 793).

Cette théorie, qui rapproche l'action du régime aux parmentières de celle d'une cure alcaline, était suggestive de déductions intéressantes en Pathologie et Thérapeutique générales. Aussi avons-nous continué nos recherches. Les premiers résultats de ces nouvelles investigations ont fait l'objet d'un second mémoire à l'Académie de médecine (*Bull. Ac. Méd.*, 11 février 1902). Nous allons les exposer dans les deux chapitres suivants.

1. Voir p. 157-161.

CHAPITRE VI

INFLUENCE DE LA CURE DE POMMES DE TERRE
SUR L'ACIDITÉ URINAIRE

Un des premiers points à établir pour apporter à notre thèse, sinon sa complète vérification expérimentale du moins un sérieux commencement de preuve clinique, était la démonstration de la diminution de l'acidité des humeurs sous l'influence de l'alimentation aux pommes de terre.

A plusieurs reprises chez quelques-uns de nos malades nous avions déjà enregistré des variations de l'acidité urinaire qui semblaient dépendre de la substitution des parmentières au pain. Ces faits, tout en laissant entrevoir que le passage de l'un à l'autre régime entraîne souvent des modifications importantes dans la réaction urinaire, n'étaient encore que des indices. Nombreuses sont les causes intrinsèques et extrinsèques susceptibles d'introduire une perturbation dans l'étude de l'acidité urinaire, et dont il est difficile de se mettre à l'abri [1]. Tout récemment nous avons pu reprendre ces recherches dans de meilleures conditions d'observation et de durée. Il s'agissait de deux sujets (un homme et une femme) atteints de diabète arthritique léger, bien toléré (excrétion de sucre 30 à 50 grammes par jour), sans lésions des voies urinaires, arrivés à l'âge moyen de la vie et ne commettant que de rares infractions au régime. L'un était un malade de la ville, vivant de sa vie ordinaire, ayant des occupations sédentaires qui facilitaient la soigneuse récolte de la diurèse et son envoi régulier tous les matins à l'Hôtel-Dieu. L'autre était à l'hôpital, dans le service de notre collègue M. Rispal qui voulut bien soumettre sa malade à notre régime. Chez l'un

1. Voir Jegou, *L'acidité urinaire, son dosage*, Thèse pharmacie, Bordeaux, 1901, n° 10. — Voir aussi : Discussion sur la méthode de dosage de l'acidité urinaire par le procédé de M. Joullie (*Bull. de la Société de Thérapeutique de Paris*, 12 décembre 1900). — Gautrelet (*Bull. des sciences pharm.*, 1901, p. 15).

comme chez l'autre, la glycosurie et la soif ont été manifestement amendées simplement par le régime des pommes de terre substituées au pain à doses quotidiennes, élevées, et sans usage de médicaments.

La réaction urinaire a subi sous l'influence du changement de régime des modifications sensibles, constatées d'abord simplement au papier tournesol. Afin de pouvoir comparer ces variations et nous faire une idée de leur étendue, nous avons ensuite dosé pendant plusieurs jours consécutifs l'acidité urinaire totale des vingt-quatre heures au moyen de la liqueur alcaline décinormale et de la phtaléine[1]. Les résultats étaient évalués en acide oxalique. Les chiffres obtenus au cours de diverses périodes d'alimentation au pain, aux pommes de terre ou mixte, nous ont ainsi permis de dresser la *courbe des variations de l'acidité totale* à côté de celles des principaux éléments du syndrome urinaire de ces deux diabétiques pendant trente jours chez l'un, quinze jours chez l'autre. Nous avons parlé de ces deux malades dans le chapitre consacré à l'étude des effets du régime parmentier dans le diabète arthritique et relaté l'histoire clinique de l'un d'eux. Rappelons en quelques mots ce qui, dans cette observation, concerne plus spécialement la recherche qui nous occupe en ce moment.

a) Chez M. X... (voir obs. X, Graph. 5, p. 55) la substitution des pommes de terre au pain diminué, puis complètement supprimé (13-22 décembre 1901) coïncide avec une modification manifeste de la réaction urinaire. L'acidité s'atténue, puis la réaction devient amphotère ou alcaline et cependant l'urine conserve toujours sa limpidité, sa couleur rouge orangé.

b) Avec le *retour au régime du pain* (22 décembre-1er janvier) disparaît cet état de choses et l'urine, de nouveau, rougit fortement le papier tournesol.

c) Du 1er au 25 janvier 1902, M. X... reprend le *régime parmentier*. Pendant le premier essai, l'eau de boisson avait été additionnée, chaque jour, d'un paquet de sels de Vichy-État qui avaient pu influencer, pour leur

---

1. Les analyses ont été faites avec le concours de MM. Chalot et Jacques, élèves du service. Les dosages ont été pratiqués tous les jours à peu près à la même heure, dès que la quantité totale des vingt-quatre heures était réunie. Cette précaution, il n'est pas besoin de le dire, est nécessaire pour avoir, autant que possible, des chiffres comparables. Nous n'avons pas adopté la méthode de dosage préconisée récemment par M. Joulie, et qui paraît donner des chiffres trop faibles. Des recherches de contrôle entreprises précédemment avec la collaboration de notre ancien interne M. Arnaud, pharmacien suppléant à l'Hôtel-Dieu, nous avaient amené sur ce point à des résultats conformes à ceux que d'autres auteurs (Jégou, Linossier, etc.), ont déjà fait connaître à cet égard.

Modifications de l'acidité totale et des principaux éléments du syndrome urinaire pendant le régime parmentier et pendant le régime au pain

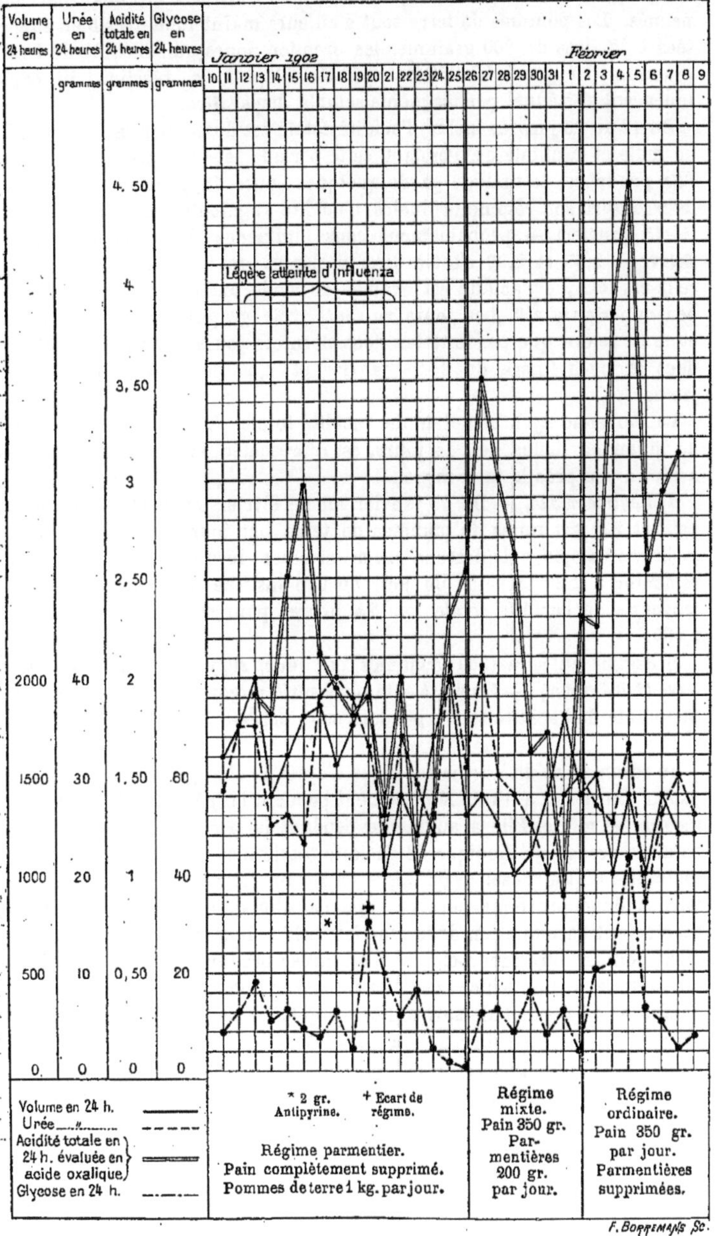

Graphique 10.

compte, la réaction urinaire; actuellement ces sels alcalins sont supprimés. Les pommes de terre sont d'ailleurs maintenant très bien supportées à la dose de 800 grammes les premiers jours puis bientôt de 1 kilogramme par jour. L'acidité appréciée d'après la réaction du papier tournesol s'atténue, parfois même semble disparaître.

Du 12 au 25 janvier inclus, l'acidité totale est dosée par la liqueur décinormale et la phtaléine. Pendant cette période légère atteinte d'influenza. Par prudence, le malade garde quelques jours l'appartement mais sans interrompre son régime ordinaire. L'acidité augmente pendant deux jours, (14-15 janvier) — probablement sous l'influence du malaise fébrile — s'élève à 2,57 et 2,97 c'est-à-dire au-dessus de la normale, — puisque celle-ci, lorsque l'acidité est évaluée en acide oxalique, est égale ou un peu supérieure à 2. Les jours suivants (voir graphique 10) elle diminue et ne se relève que pendant les deux derniers jours, atteignant 2,34 pendant le nychtémère du 24-25 janvier et 2,56 pendant celui du 25-26 janvier.

La moyenne nychthémérale de l'acidité totale pendant la période du 12 au 25 janvier inclus, soit 14 jours, est représentée par le chiffre 1,96 c'est-à-dire à peu près le taux moyen.

d) Régime mixte. — Du 26 janvier au 1er février inclus (350 grammes de pain et 200 grammes de pommes de terre par jour). L'acidité s'élève le 27 janvier à 3,50, puis descend progressivement jusqu'au-dessous de 1 pour remonter à 2,30 la veille du jour où l'on institue le régime au pain. La moyenne de l'acidité totale par 24 heures pour ce septenaire s'élève à 2,230.

e) Régime au pain (350 grammes par jour) *suppression des pommes de terre* (2-8 février). — L'acidité et la glycosurie augmentent. Moyenne nychthémérale de l'acidité totale pendant cette période 2,784.

En résumé l'acidité urinaire, jugée d'après le changement de couleur du papier tournesol, a diminué nettement pendant les périodes de régime parmentier et mixte. Elle a augmenté pendant la période d'alimentation au pain. Le dosage méthodique de l'acidité totale a confirmé ce que l'épreuve sommaire du tournesol avait laissé entrevoir. Le régime aux pommes de terre a donc provoqué chez ce sujet l'alcalinisation des urines ou plus exactement l'atténuation de la réaction acide. Il s'est passé là un phénomène pouvant être rapproché de celui qui se produit quand un diabétique est soumis à l'influence des alcalins ou d'une cure alcaline. Le graphique n° 10 permet de suivre d'un coup d'œil les variations des principaux éléments du syndrome urinaire et celles de l'acidité totale pendant les diverses phases de l'observation. Le tableau synoptique suivant résume les moyennes nychthémérales de ces éléments pendant ces mêmes phases.

MOYENNES NYCHTHÉMÉRALES DES PRINCIPAUX ÉLÉMENTS DU SYNDROME URINAIRE
PENDANT LES DIVERS RÉGIMES ALIMENTAIRES.

	Régime ordinaire 1 kg. pommes par jour 12-25 janvier.	Régime ordinaire 350 gr. pain, 200 gr. pommes 26 janv.-1er févr.	Régime ordinaire 350 gr. pain 2-8 février.
Volume.............	1605 cc.	1343 cc.	1255 cc.
Densité............	1024,4	1026	1026,3 —
Acidité (en acide oxalique)..........	1,96	2,23	2,78
Urée...............	31 gr. 90	29 gr. 37	27 gr. 60
Sucre[1]............	12 gr. 28	10 gr. 70	19 gr. 67

En outre de l'azoturie, relativement plus élevée pendant les périodes d'alimentation aux parmentières, phénomène déjà constaté dans plusieurs observations, deux particularités doivent être notées :

1° Dans le graphique, une sorte d'allure intermittente de la courbe de l'acidité urinaire ; 2° dans le tableau synoptique une progression croissante du chiffre de l'acidité totale à mesure que les parmentières sont diminuées ou supprimées.

Enregistrons ces phénomènes sans tirer pour le moment les déductions qu'ils paraissent comporter. La prudence est d'autant plus recommandée à cet égard que le taux de l'acidité totale peut varier suivant des causes multiples indépendantes de la condition spécialement étudiée, causes dont il est difficile, nous l'avons dit plus haut, de se mettre à l'abri. Chez notre malade il y avait eu pendant la première phase de l'observation une légère atteinte d'influenza qui, tout en permettant de continuer le régime alimentaire prescrit, avait pendant quelques jours diminué l'appétit, supprimé ou restreint l'exercice quotidien. Circonstances susceptibles d'entraîner une perturbation temporaire dans le mouvement des échanges de la matière et par suite de modifier le degré de la réaction des humeurs.

Aussi avons-nous saisi volontiers l'occasion de continuer ces investigations dans un autre cas de diabète constitutionnel en traitement à cette même époque dans le service de M. Rispal à l'Hôtel-Dieu. Notre collègue avait bien voulu prescrire le régime parmen-

---

1. La glycosurie moyenne en 24 heures pendant la période du régime parmentier est supérieure de 1 gr. 50 à cette moyenne dans la période du régime mixte. L'écart de régime commis le 19 janvier et la suppression de tout exercice musculaire, pendant les quelques jours où M. X... a gardé l'appartement expliquent suffisamment cette apparente contradiction avec les résultats généralement observés jusqu'ici (voir le graphique 10).

tier et confier obligeamment l'observation à notre élève M. Mirabail, externe du service. En dehors du diabète, d'ailleurs bien toléré, il n'existait chez la malade rien de spécial. Nous enregistrons ici simplement les modifications de la réaction urinaire constatées, — les autres conditions de vie et de régime restant les mêmes, — pendant deux périodes d'égale durée, l'une d'alimentation au pain, l'autre d'alimentation aux pommes de terre. Nous ferons suivre ces renseignements du graphique des variations journalières de l'acidité totale et des principaux éléments du syndrome urinaire pendant ces deux périodes. M. Mirabail a publié une note détaillée sur l'excrétion azoturique de cette malade, pendant son séjour à l'Hôtel-Dieu[1].

Obs. XXIII. — *Diabète arthritique léger, bien toléré. — Substitution des parmentières* (1 k. 500 à 2 kilogrammes par jour) *au pain supprimé* (400 grammes). *Diminution de la glycosurie et de l'acidité urinaire.*

Madame M..., quarante-quatre ans. Salle Sainte-Marie n° 8, service de M. Rispal à l'Hôtel-Dieu. Diabète arthritique léger, bien toléré. Tendance à l'obésité.

a) Régime au pain. — La malade pendant l'avant-dernière semaine de son séjour à l'Hôtel-Dieu (20-26 janvier) reçoit, sans aucun traitement médicamenteux spécial, le quatrième degré du régime alimentaire ordinaire qui, pour les femmes, comprend 400 grammes de pain par jour (voir p. 26).

Pendant cette période, la moyenne nychthémérale des principaux éléments du syndrome urinaire est représentée par les chiffres suivants :

Volume.. 1600 cc.
Densité.. 1028,7
Acidité (en acide oxalique)........................ 3,50
Sucre.. 37 gr. 50

b) Régime parmentier (26 janvier-2 février). Sans transition, le pain est supprimé le 26 janvier et remplacé par les parmentières : 2 kilogrammes par jour jusqu'au 30 janvier inclus. 1 k. 500 du 31 janvier au 2 février sur la demande de la malade. Même régime général augmenté d'une petite quantité de pain pris sans autorisation (50 à 60 grammes environ).

L'acidité et la glycosurie diminuent (voir le graphique n° 11). Les moyennes nychthémérales pendant ce septenaire deviennent les suivantes :

Volume.. 1610 cc.
Densité.. 1026
Acidité.. 1,718
Glycose.. 12 gr. 20

1. Mirabail, Un cas de diabète traité par le régime des pommes de terre, Recherche du rapport azoturique, *Bull. Soc. anatomo-clinique de Toulouse*, 21 juin 1902, in *Toulouse médical*, p. 157.

Modifications de l'acidité urinaire totale pendant le régime aux parmentières.

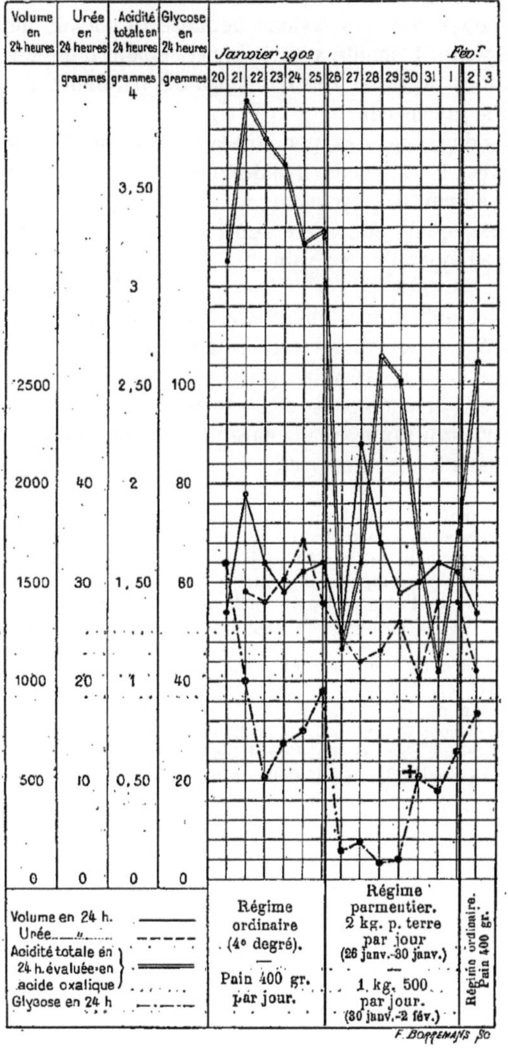

Graphique 11.

L'acidité urinaire a donc diminué de moitié pendant que la malade était au régime des pommes de terre à doses élevées, supérieures à celles que nous avions données au malade de l'Observation précédente. L'acidité a varié sensiblement d'un jour à l'autre; les oscillations de sa courbe n'ont pas été parallèles à celles de la courbe de la glycosurie.

Chez nos deux malades, pendant la période de l'alimentation aux parmentières, la moyenne nychthémérale de l'acidité totale a été inférieure au chiffre physiologique (2 à 2,25 pour l'acidité évaluée en acide oxalique); elle a été supérieure à la normale pendant les périodes d'alimentation au pain.

Malgré les difficultés inhérentes à la détermination de l'acidité urinaire totale et surtout à l'interprétation de la valeur séméiologique de ses variations, les résultats précédents — à ne les prendre même que dans leur ensemble, — constituent un argument en faveur de notre théorie qui rapproche la cure aux pommes de terre de la cure alcaline [1] dans le diabète sucré.

1. On sait, mais il n'est peut-être pas inutile de le rappeler, que si d'une manière générale les cures alcalines diminuent le coefficient de l'acidité urinaire, il est cependant des cas où l'acidité est augmentée à la fin d'une cure à Vichy. Les résultats comparés des analyses effectuées à l'hôpital militaire de Vichy sur les urines d'un grand nombre de malades avant et après la cure hydrominérale en 1898 et 1899, par MM. Jegou et Guillot, sont très intéressants à ce point de vue. On peut voir que le nombre de cas où l'acidité est augmentée à la fin de la cure de Vichy est beaucoup plus considérable que l'on ne serait tenté de le penser. (Jegou et Guillot, Variations du coefficient d'acidité urinaire sous l'influence du traitement par les eaux minérales de Vichy, *Bulletin des sciences pharmacologiques*, 1900, p. 377.) — Voir aussi sur le même sujet : Frémont, *Nutrition chez les diabétiques; ses modifications par les alcalins* (Acad. méd. Paris, 14 avril 1891, et XI° Congrès méd. internat., Rome, 1894).

CHAPITRE VII

TRACES DE MANGANÈSE ET OXYDASES
DANS LES POMMES DE TERRE

Cette théorie, toute rationnelle qu'elle parût, étayée même par nos dernières recherches, demandait à être creusée davantage.

La clinique montre en effet : 1° que le syndrome diabétique peut coexister avec l'hypoacidité des urines; 2° qu'il est des cas, — ou des périodes, — dans lesquels ce syndrome accompagne non un ralentissement de la nutrition, mais un trouble inverse. Dans le diabète maigre — dont le processus est autre que celui du diabète arthritique, constitutionnel, — nous avions aussi obtenu de bons résultats. Il y avait donc encore une inconnue à dégager, en dehors du point nouveau que nos travaux venaient de mettre en lumière.

L'énergie, la rapidité d'action du régime parmentier si fréquemment observées au cours des diabètes sucrés éveillaient l'idée de « quelque chose surajouté » favorisant le pouvoir glycolytique des sels organiques de potasse introduits dans l'organisme par les parmentières.

La présence du manganèse dans les cendres des pommes de terre signalée par M. Balland[1], rapprochée de ce fait que cet élément joue dans certains dédoublements chimiques un rôle catalytique; d'autre part les propriétés de ce corps placé au premier rang des « convoyeurs d'oxygène » très utiles dans les diabètes[2], laissaient soupçonner que le manganèse pourrait être un facteur de l'inconnue à découvrir. Les récentes communications de M. G. Bertrand à l'Académie des sciences étaient suggestives aussi à ce sujet.

Avec M. J. Ville, professeur de chimie à la Faculté de médecine de Montpellier, nous nous sommes proposé de rechercher d'abord la présence du manganèse dans les cendres de pommes de terre,

---

1. Balland, *Revue de l'Intendance militaire*, 1897, X, p. 398, et *C. R. Académie des Sciences*, CXXV, p. 429.

2. Lépine, *Le diabète et son traitement*, p. 63.

puis, si possible, l'état de ce manganèse. Nos premières investigations nous ont conduits aux résultats suivants, indiqués à l'Académie pour prendre date :

« Dans les cendres de pommes de terre il existe des traces de manganèse qui paraît, du moins en partie, fixé sur la tyrosinase.

Nous avons pu en effet, en séparant cette oxydase, déceler très nettement l'existence du métal. De nouvelles recherches sont cependant nécessaires pour établir si positivement la tyrosinase est une oxydase manganifère comme la laccase qui l'accompagne. Il conviendra en outre d'apprécier le rôle qu'elle est susceptible de jouer dans le traitement de certains accidents diabétiques, en particulier si la coexistence de ces oxydases et des sels alcalins ou alcalino-terreux ne donnerait pas au suc *frais* des pommes de terre *pulpées crues*[1], une certaine efficacité contre les accidents dits acétonémiques, en particulier contre le coma diabétique ainsi que l'un de nous en a précédemment émis l'idée[2].

Quoi qu'il doive résulter des recherches ultérieures dans cette nouvelle voie, nous avons été assez heureux pour tirer de nos premiers résultats quelques utiles déductions justifiées par la pratique, en particulier dans les lésions trophiques ou chirurgicales du diabète. Probablement, cette méthode n'a pas encore dit son dernier mot. Nous estimons qu'elle pourra trouver aussi de salutaires applications contre les multiples accidents liés à l'hyperglycémie diabétique et aussi contre les troubles plus généraux qui relèvent de la dyscrasie acide ou de la bradytrophie[3].

1. Les oxydases de la pomme de terre perdent leurs propriétés au voisinage de 60° et même au-dessous de cette température. On ne saurait donc invoquer, même sous forme hypothétique, l'action de ces ferments comme facteur des effets observés après l'ingestion des pommes de terre *cuites*. C'est, cependant, ce qui a été imprimé dans plusieurs comptes rendus de notre seconde communication à l'Académie. Voir sur ce point notre communication à la Société de Thérapeutique, 12 mars 1902 (*Bull. Société de Thérap.*, p. 108).

2. Mossé, *Bulletin Académie de médecine*, 1901, note p. 793.

3. En prenant en considération d'une part, la pratique des médecins qui ont prôné la potasse contre les tophus, les incrustations uratiques des cartilages, chez les goutteux, et aussi contre la lithiase biliaire (Galtier-Boissière, Beneke, Garrod, Bouchard, etc.), d'autre part, notre conception pathogénique de l'amélioration des diabètes par le régime parmentier, il serait curieux et intéressant de tenter les effets de ce régime contre ces accidents. Bien entendu, on n'oublierait pas que la condition principale serait la substitution des pommes de terre au pain, aussi complète que possible, et on tiendrait compte, dans la direction du régime, de l'état du rein.

CHAPITRE VIII

VALEUR THÉRAPEUTIQUE DU RÉGIME AUX POMMES DE TERRE
DANS LE DIABÈTE

A l'heure actuelle, les observations cliniques et les documents que
nous avons réunis permettent-ils de se faire une idée suffisante de
la valeur thérapeutique du régime aux pommes de terre dans le diabète ? Pouvons-nous assigner à celui-ci une place rationnelle parmi
les moyens de la cure diététique de ce trouble de la nutrition ? Déjà
nous avons laissé voir notre opinion sur ce point, dans les chapitres
précédents. Nous allons chercher maintenant à dégager les notions
nouvelles qui découlent des faits et théories que nous venons d'exposer.

L'amélioration générale et locale obtenue par ce régime si simple
a été de beaucoup plus constante, de beaucoup plus accentuée que
celle apportée antérieurement à nos malades par d'autres médications ou procédés très usités, même les plus récents.

Dans la thèse d'un de nos élèves, M. Pradines [1], puis au Congrès
de Montpellier dans notre *Rapport sur l'état actuel de l'Opothérapie* [2],
nous avions mentionné les résultats plus ou moins heureux et les
échecs complets que nous avions enregistrés dans le traitement du
diabète par la levure de bière, le pancréas, etc.

Comme énergie d'action et fidélité, nous n'hésitons pas à placer
le régime des pommes de terre, tel que nous le préconisons, de
beaucoup au-dessus de ces diverses méthodes de traitement qui
ont eu leur instant de vogue et dont l'une au moins, l'opothérapie
pancréatique autorisait, *a priori*, des espérances qu'elle n'a pas ou
qu'elle a très incomplètement justifiées [3].

Est-ce à dire que les pommes de terre donneront toujours et chez

1. Pradines, *Contribution à l'étude du traitement du diabète*, Th. Toulouse, 1896.
2. Mossé, Rapport au *IVᵉ Congrès de médecine*, Montpellier, 1898.
3. De Cérenville, Gilbert et Carnot : rapports au Congrès de Montpellier, 1898.

tous les diabétiques, des résultats aussi nets, aussi satisfaisants surtout que ceux obtenus par nos confrères qui ont bien voulu, sur notre inspiration, instituer ce régime dans les complications chirurgicales du diabète? Nous nous garderions de l'affirmer. Le diabète est encore trop incomplètement connu, ou plutôt le syndrome diabétique coexiste avec des affections et des états morbides trop différents pour que l'on puisse penser qu'une méthode de traitement ou un régime pourront toujours et partout compter sur le succès. Quelle est d'ailleurs la médication, quel est le médicament pour lequel on pourrait dresser une pareille statistique, escompter de telles espérances?

Ce qui est certain, c'est que dans notre statistique, restreinte encore, il est vrai, mais empruntant quelque valeur à la longue durée des observations, à la diversité des cas observés, la cure de pommes de terre avait toujours réussi, sauf dans une seule occasion (23 fois sur 24 cas [1]), au moment où nous présentions notre second mémoire à l'Académie de médecine (février 1902).

1. *Note additionnelle.* — *Octobre 1902.* — Nous pouvons ajouter que notre statistique compte actuellement : 1° Plusieurs nouveaux succès dans le diabète arthritique (Observations personnelles et résultats communiqués par d'obligeants confrères). Une observation recueillie par M. le Dr Séguret (de Laissac) et Baillaud, préparateur à la Faculté de médecine de Toulouse, mérite une mention particulière à cause des conditions dans lesquelles se sont placés les auteurs. Avant d'instituer le régime, ils ont pendant quelques jours *complètement supprimé les pommes de terre* de l'alimentation ordinaire du malade et analysé régulièrement les urines. Puis, brusquement ils ont prescrit le régime parmentier et d'emblée donné la dose un peu élevée de 2 kilogrammes de pommes de terre par jour, 1 kilogramme environ à chaque repas. Les analyses quotidiennes ont été continuées pendant plusieurs jours consécutifs après l'instauration de l'alimentation aux parmentières. Le graphique dressé par M. Baillaud traduit à simple vue de façon très remarquable l'amélioration des divers éléments du syndrome urinaire diabétique, sous l'influence du changement de régime. La relation clinique de ce fait intéressant et les tracés seront prochainement publiés; 2° Un cas de diabète constitutionnel avec faible glycosurie (12 à 15 grammes environ par jour) mais avec *acétonurie* (0 gr. 11 à 0 gr. 19 en 24 heures) persistante sans accidents marqués et compatible avec la vie de tous les jours. Les analyses ont été méthodiquement pratiquées pendant plusieurs jours consécutifs par M. Arnaud pharmacien suppléant à l'Hôtel-Dieu de Toulouse. L'alimentation aux pommes de terre, puis le suc de parmentières pulpées fraîches n'ont eu aucune action appréciable sur la glycosurie et l'acétonurie. Le sujet avait, il est vrai, des préoccupations qui contribuaient sans doute à entretenir cet état sans modifications malgré le régime institué; 3° Un cas où notre méthode est restée à peu près sans effet chez un malade du Dr J. Massot, chirurgien en chef de l'hôpital de Perpignan, au moment même où, chez un autre diabétique, notre confrère et ami venait d'enregistrer ce beau succès : Disparition rapide de la glycosurie qui depuis quelque temps s'élevait à 100 grammes par jour environ, amélioration manifeste de l'état général, après la mise en œuvre du régime aux pommes de terre; 4° Enfin nous avons appris,

Et c'est personnellement que nous avions constaté *une seule fois* cette inefficacité. Aucune observation d'insuccès enregistrée par nos élèves ou confrères après l'emploi du régime parmentier, tel que nous l'avons indiqué, n'était encore venue à notre connaissance, jusque dans ces derniers temps [1]. Tout récemment, M. Déléage [2] dans une communication à la Société de médecine de Paris a relaté, de façon sommaire, la réapparition ou l'augmentation du sucre chez des diabétiques, la plupart *aglycosuriques*, qui s'étaient soumis, *proprio motu* au régime parmentier. Les faits énoncés pourront être seulement appréciés quand les observations seront publiées. Plusieurs erreurs de chiffres ainsi que des erreurs d'interprétation et de lecture commises par l'auteur au sujet de nos publications [3] ont dû être relevées dans sa communication, en dehors de graves lacunes qui malheureusement enlèvent aux faits par lui relatés, une grande partie de la valeur documentaire qu'ils auraient pu acquérir. Par contre, dans la même séance, M. Jullien, chirurgien de Saint-Lazare, a fait connaître qu'il avait obtenu des succès par notre méthode.

Le régime parmentier, nous l'avons dit au cours de ce travail, *n'est pas un traitement de la maladie*; il constitue un moyen indirect d'amoindrir l'hyperglycénie en excitant le pouvoir glycolytique de l'organisme [4]. Le syndrome urinaire diabétique et les autres troubles

sans aucun détail médical, la mort d'une pauvre diabétique qui subissait depuis longtemps de très grandes privations et qui a succombé un mois et demi environ après que nous avions eu l'occasion de lui conseiller le régime ordinaire aux parmentières.

1. Nous signalerons ici cependant qu'un de nos collègues ayant constaté la présence d'une petite quantité de sucre, chez une femme en état de gestation (2 à 4 grammes environ dans les 24 heures), a conseillé pendant quelques jours, quelques pommes de terre à la place du pain. Le sucre est resté stationnaire ou est monté à 4-5 grammes. La glycosurie a disparu avec la grossesse. Nous ne citons pas ce cas au cours de notre travail, puisqu'il ne s'agit pas là de diabète, ni même peut-être de *vraie glycosurie*; il est cependant utile de connaître ce fait et nous l'avons mentionné au Congrès de Paris. Nous avions entrepris quelques recherches à ce sujet. M. Payraud, chef de clinique obstétricale et Mlle Sabaté ont bien voulu examiner les urines de toutes les femmes entrées à la clinique d'accouchements afin de nous prévenir dans le cas où l'on trouverait une réduction de la liqueur de Fehling. On ne l'a trouvée que très exceptionnellement à la période où les femmes entrent à la Clinique, c'est-à-dire au moment d'accoucher.

2. Deléage, *Bull. Société de médecine de Paris*, 27 avril; *Progrès médical*, 3 mai 1902. Valeur de la cure « dite de pommes de terre » dans le diabète.

3. Mossé, A propos de la cure de pommes de terre dans la diabète, *Bulletin Société de médecine de Paris*, 28 juin 1902; *Progrès médical*, n° 30, 1902. — Voir p. 169.

4. Nous avions déjà donné cette interprétation au Congrès de l'A.F.A.S. (Ajaccio, sept. 1901).

dépendant de l'hyperglycémie, se trouvent ensuite logiquement atténués. *Le régime aux parmentières prévient ou diminue les accidents liés à la glycémie morbide*, c'est du moins ce qu'il nous a été donné de voir dans la grande majorité des cas. *Il ne guérit pas le trouble préalable de la nutrition qui domine le diabète, il en diminue les effets en amoindrissant de façon indirecte la dyscrasie acide du sang et des humeurs.* Nous répétons ici volontiers que le régime aux parmentières n'est qu'un traitement du syndrome. On nous a déjà fait dire qu'il constituait un traitement du diabète, ce qui est bien différent.

Il est nécessaire que le régime ne soit pas institué de façon banale; il demande d'abord, l'autorisation préalable du médecin, une certaine direction ou surveillance médicale, ensuite.

Nous avons constaté une fois son inefficacité; il n'y a rien d'impossible à admettre *a priori* qu'il puisse par exception être désavantageux chez l'un ou l'autre malade. Ce sera affaire alors au médecin, de le supprimer ou de le mitiger.

Dans le *régime* que nous avons appelé *mixte*, c'est-à-dire dans lequel le pain n'est que partiellement supprimé et remplacé par une petite quantité de pommes de terre, les modifications favorables du syndrome urinaire ont été moins accentuées en général que pendant la substitution rigoureuse des parmentières au pain.

Indications. — Contre-indications.

Le régime parmentier a-t-il des indications ou contre-indications que nous puissions actuellement formuler?

Sur ce point l'expérience ne nous a pas encore beaucoup appris et nous devrons profiter de ses leçons. Il faut donc que le médecin dirige le régime avec prudence, surveille les effets produits. D'ailleurs quand la méthode se généralisera il pourrait se produire quelques mécomptes, en dehors même des cas où la théorie laisse prévoir que la cure de pommes de terre peut être désavantageuse.

Toutefois il est quelques indications et contre-indications que l'on peut admettre dès maintenant.

C'est surtout *dans les formes* du diabète désignées sous le nom de *diabète arthritique, diabète constitutionnel* que se trouve indiqué le régime par nous préconisé : *Suppression complète du pain, pommes de terre à la place de celui-ci données à doses suffisantes pour maintenir l'équivalence de la ration alimentaire.*

Dans les autres formes du diabète, la cure de pommes de terre nous a aussi fourni de bons résultats. On est donc autorisé à chercher à faire bénéficier les patients de son efficacité. Mais dans les diabètes maigre, nerveux, dans les diabètes compliqués de lésions organiques il faut, plus encore que dans la variété arthritique, surveiller la façon dont réagit l'organisme et pratiquer régulièrement l'examen, des urines.

La *dose* sera réglée suivant la *tolérance* du sujet. Elle peut être calculée d'après la ration de pain supprimée. L'équivalence de ration alimentaire en albuminoïdes et hydrocarbonés est représentée par une proportion de 2 et demi à 3 de parmentières crues pour 1 de pain.

Afin de tâter la susceptibilité individuelle, on peut commencer par prescrire, pour la journée, une dose de pommes de terre pesant, à l'état cru, 2 fois environ le poids du pain habituellement consommé, si déjà celui-ci a été restreint dans le régime du diabétique. Dans les cas où aucune restriction n'aurait été encore opérée on pourrait donner, dès le début, 1 fois à 1 fois et demie autant de pommes de terre qu'il entrait habituellement de pain dans l'alimentation ; on augmenterait cette dose après s'être assuré, d'après les résultats de l'analyse des urines quotidiennement pratiquée, que l'*équation personnelle du sujet* autorise à poursuivre la cure.

On doit avoir présent à l'esprit en effet que certains diabétiques, plus spécialement à la période de début ou affectés seulement du petit diabète avec faible glycosurie présentent une susceptibilité extrême à l'égard des sucres et féculents. Chez eux le moindre écart, l'ingestion d'un petit supplément de sucre, de patisserie, l'augmentation des féculents dans le régime, surtout quand l'usage de ces aliments a été sagement réglé sans proscription sévère, a pour effet habituel d'accroître sensiblement la proportion du sucre urinaire excrété. La différence semble d'autant plus grande qu'une augmentation absolue de 5, 6, 8 grammes de sucre, chez un diabétique qui excrète seulement ces petites quantités en vingt-quatre heures, suffit à porter le taux de la glycosurie du simple au double.

Il est possible, probable même que chez cette variété de malades, la restriction du pain, l'usage des féculents à doses modérées, réglé, avec prudence, sans exagération, est la meilleure méthode. Si la parmentière reste aussi chez ces diabétiques, un féculent de choix, il ne servirait très probablement de rien de poursuivre la disparition de leur diabète, en augmentant de façon irrationnelle la quantité des féculents ingérés même sous forme de pommes de terre. C'est aux diabétiques de cette catégorie que s'applique surtout la remarque que nous avons faite au sujet d'une certaine tolérance légitime dans le régime alimentaire tant que le chiffre du sucre est peu élevé et l'état général satisfaisant (p. 5).

Chez d'autres diabétiques, gros mangeurs de pain, de féculents, ou de sucreries, la glycosurie relève en partie de la glycosurie alimentaire. Il en était ainsi chez un de nos diabétiques (obs X), qui mangeait 1 kilogramme de pain par jour, sans avoir un appétit exagéré; la glycosurie d'ailleurs modérée (50 gr. par jour) était ignorée. Dans les cas de ce genre, il n'est pas indiqué de suivre le malade dans la voie défectueuse où il s'est engagé et de lui donner 2 et demi à 3 kilogrammes de pommes de terre par jour. Pour établir de façon rationnelle et utile le régime de son malade, le médecin doit alors se guider sur les deux notions suivantes : 1° l'alimentation normale de l'homme moyen exige environ 400-450 grammes d'hydrates de carbone par vingt-quatre heures (voir chap. II); 2° la pomme de terre présente ces hydrates de carbone sous la forme la plus utile, la plus salutaire aux diabétiques. Ces deux notions, en thèse générale, peuvent même s'appliquer à tous les cas. Nous avons chez le sujet de l'observation X obtenu de bons résultats avec des doses quotidiennes ordinairement de 1000 à 1200 grammes — rarement plus — continuées pendant plusieurs semaines consécutives et souvent reprises depuis six mois, après des périodes peu prolongées d'alimentation mixte ou d'alimentation au pain [1].

En général, nous l'avons déjà dit, c'est la dose de 1000 à 1200-1500 grammes par jour que nous avons donnée à nos diabétiques. Elle correspond à une ration de 400 à 600 gr. de pain.

La dose de 2 kilogrammes a été prescrite plusieurs fois, mais plus rarement. Une seule fois, dans un cas de diabète maigre, nous avons accordé 3 kilogrammes par jour, à titre exceptionnel et sur les instances réitérées d'un malade famélique qui supporta admirablement cette dose extraordinaire maintenue pendant six jours.

1. Combien de temps la cure alcaline de parmentières peut-elle garder son efficacité? A quel moment l'accoutumance devient-elle acquise? Certains diabétiques ne sont-ils pas d'avance réfractaires à l'action du régime? Il n'est guère possible de répondre, *a priori*. Toutefois, ce que l'on observe au sujet de l'efficacité des alcalins en général dans le diabète, permet de dire : L'équation individuelle du diabétique, l'âge, la variété, la gravité du diabète, la mise en œuvre ou l'absence de traitements antérieurs, etc., sont autant de conditions susceptibles de faire varier les résultats et le médecin devra en tenir compte pour se guider dans chaque cas particulier.

Il faut *que l'appétit soit bien conservé* pour permettre l'ingestion et l'absorption de doses de parmentières suffisantes pour remplacer le pain. La plupart des malades s'accoutument sans peine à ce changement de régime après quelques jours d'entraînement. Cependant après un usage plus ou moins prolongé de ce mode d'alimentation, il n'est pas rare de voir poindre une certaine lassitude. Afin d'éviter le dégoût qui pourrait se produire, il est prudent alors de mitiger le régime parmentier ou même de revenir simplement, suivant les cas au régime ordinaire du malade. Cette pause permet d'apprécier par comparaison le résultat obtenu, fournit d'utiles renseignements sur l'allure de la maladie livrée à elle-même et sur le moment où la *cure* pourra être avantageusement reprise.

L'état des voies digestives peut être une cause de contre-indication. Il en est de même de l'inappétence et de l'anorexie qui accompagnent parfois le diabète arthritique parvenu à la période de consomption.

L'état physique du foie et *son fonctionnement* constituent des éléments d'appréciation de premier ordre que le médecin devra toujours connaître, avant de prescrire l'alimentation aux parmentières et surveiller pendant la durée de la cure.

Quand le *diabète est compliqué de tuberculose accentuée*, l'emploi des alcalins est, d'ordinaire, contre-indiqué [1]. Théoriquement on ne peut donc espérer de bons résultats de la cure de pommes de terre. La nécessité de sauvegarder autant que possible les fonctions digestives déjà défaillantes est alors une indication immédiate. Dans un cas de ce genre nous n'avons pas cru utile de recourir au régime parmentier chez une malade qui avait sollicité de nouveau son admission à l'Hôtel-Dieu, dans l'espoir d'obtenir une amélioration semblable à celle qui avait marqué son premier séjour dans notre clinique quatre ans auparavant (Cf. Obs. I et note 2, p. 28).

L'existence d'une néphrite, particulièrement d'une *néphrite chronique avec artério-sclérose* nous paraît, *a priori*, sinon une contre-indication, du moins une raison de grande prudence dans l'emploi du régime parmentier [2]. Nous savons que *la potasse* est très utile

---

1. Lécorché, *Traitement du diabète sucré*, p. 177.

2. Nous avons constaté récemment, chez un ancien diabétique, artério-scléreux, atteint d'albuminurie, qui nous avait été adressé par notre excellent confrère M. le D\ Rey (de Toulouse) et qui a spontanément forcé les doses quotidiennes de parmentières prescrites, une amélioration de l'état des forces, en même temps qu'une amélioration progressive du syndrome urinaire. Quoique brightique et diabétique, le malade avait continué à vaquer à ses occupations et se trouvait mieux qu'auparavant. L'albuminurie était restée à peu près

dans les dyscrasies acides. Nous avons attribué, en grande partie, à leur richesse en sels organiques de potasse les bons effets des parmentières dans le diabète. Par cette même raison, cet alcali étant nuisible dans l'albuminurie avec affection du rein, il conviendrait probablement de s'abstenir ou du moins de n'avancer qu'avec une grande circonspection, surtout dès l'installation des petits signes d'urémie. La potasse augmente en effet, dans ces cas, la toxicité du sang résultant de la dépuration urinaire insuffisante. (Bouchard[1].)

Mais il est peut-être d'autres sources d'informations qui pourraient être utiles et sur lesquelles nous sommes encore peu édifiés. On ne saurait négliger en effet qu'il existe des cas de diabète encore imparfaitement déterminés dans lesquels le trouble préalable de la nutrition n'est pas la bradytrophie. M. Albert Robin défend cette théorie que, loin de dépendre d'un ralentissement de la nutrition, le diabète procède au contraire d'une exagération des actes chimiques de la nutrition générale avec suractivité de divers organes[2]. Et cette explication est valable chez certains diabétiques. Sans doute, à côté des diabètes constitutionnels, ordinaires, reconnaissant pour cause une insuffisance de la glycolyse, il en est d'autres dans lesquels cet élément manque ou est relégué au second plan[3]. Nous l'avons reconnu dès les premières pages de ce travail (p. 3).

Quel est le degré de fréquence de ces diabètes? Constituent-ils une classe dont les limites sont mal précisées? Dans ces cas au lieu d'avoir affaire à des entités morbides, n'a-t-on affaire qu'à des déviations accidentelles changeant, pour un temps, le cours ou le sens du

stationnaire d'après les trois analyses faites par M. Saloz pendant le mois de régime parmentier : 1 gr. 20 en 24 heures (le 7 mars), 0 gr. 90 (26 mars), 1 gr. 05 (8 avril), 0 gr. 97 (24 avril). La glycosurie de 225 grammes par jour (7 mars) avant l'instauration de l'alimentation aux pommes de terre, 1 kilogr. par jour, tombe à 144 grammes (26 mars), 141 grammes (8 avril), 120 grammes (24 avril). La diurèse avait été réduite de 4600 cc. à 2500 cc. La soif avait diminué; le sentiment de lassitude physique se montrait moins rapidement qu'avant la mise en œuvre du régime parmentier. Nous reviendrons, plus tard, sur ce chapitre qui mérite d'être repris.

1. Bouchard, *Les auto-intoxications dans les maladies*.

2. Alb. Robin, Le diabète; Physiologie pathologique et indications thérapeutiques, *Bulletin Académie de médecine*, 28 mai 1889, p. 777. Voir aussi sur le même sujet Germain Sée : *ibid.*, p. 737.

3. M. Lépine protagoniste de la théorie du diabète par ralentissement de la nutrition et insuffisance de la glycolyse, admet l'existence de l'hyperproduction du sucre chez certains malades. (Voir Lépine, *Traitement du diabète*, 1900, p. 27).

processus commun, habituel de la maladie [1]? Dans d'autres cas, n'
faut-il pas pour expliquer la genèse du syndrome diabétique et l'efficacité de certains agents thérapeutiques, associer, superposer dans
un processus complexe deux facteurs simultanés ou successifs de
l'hyperglycémie : l'insuffisance de la glycolyse par ralentissement
de la nutrition générale et le ralentissement de la nutrition générale et l'excitation morbide de l'appareil glyco-formateur? Nous
sommes disposé à le penser [2].

Autant de points cependant sur lesquels l'observation clinique et
l'expérimentation ont à nous instruire. A l'heure actuelle peut-être
la thermométrie clinique pourrait-elle, dans certains cas, fournir
quelques renseignements (Leduc). Mais on est encore à la période
de tâtonnements.

1. Quelques observations et remarques personnelles nous invitent à penser
qu'il peut en être ainsi dans certains cas. L'observation XXIV que l'on trouvera plus loin paraît rentrer dans cette catégorie. Notre remarque, si elle est
confirmée par l'observation ultérieure cadrerait d'ailleurs de façon plausible
avec l'hypothèse avancée par M. Lépine depuis plus de dix ans (1891), et admise
par M. le professeur Hédon, de Montpellier.

2. M. le professeur Lépine est porté à croire que outre la diminution de la
glycolyse il existe chez certains diabétiques une augmentation réelle de la
production du sucre, consécutive le plus souvent à une réaction réflexe aveugle
de l'organisme provoquée par l'insuffisante consommation du glycose. En faisant un pas de plus dans cet ordre d'idées on pourrait admettre aussi le mécanisme suivant : Dans certains cas, l'excitation de divers organes (foie, pancréas,
nerfs, centres nerveux), détermine un excès de production du sucre. Contre
l'hyperglycémie qui tend à s'établir alors, l'organisme réagit d'abord par l'exaltation de la fonction glycolytique. A cette exaltation fonctionnelle succède plus
ou moins vite, mais nécessairement, une méiopragie plus ou moins accentuée.
La défense de l'organisme une fois en défaut, le diabète se montre de façon
irrégulière, intermittente, puis définitivement s'établit. L'insuffisance de la glycolyse associe ou superpose alors le processus de la diminution de la consommation du sucre au processus d'une hyperproduction réelle. Le trouble profond
de la nutrition crée ou favorise la réaction acide des milieux et des humeurs.
Or la vie est alcaline, il importe de ne pas laisser accentuer cette réaction acide
sous peine de voir s'altérer de plus en plus les échanges de la matière. Les
alcalins sont indiqués pour modifier la réaction des humeurs, soutenir les
cellules vivantes en les plaçant dans un milieu plus physiologique. Les alcalins
vitalisés apportés en quantité notable par les pommes de terre forment des
carbonates alcalins dans l'économie; ceux-ci à l'état naissant peuvent avoir une
action salutaire plus efficace qu'à l'état ordinaire pour exciter la nutrition lan-
guissante et provoquer la destruction du sucre. C'est là une conception théorique.
Soit. Mais cette vue d'ensemble permet d'expliquer, sans forcer le raisonnement
ni les faits, l'amélioration obtenue dans les diverses espèces de diabète après
l'emploi du régime parmentier. Elle répond à l'objection que pouvait soulever,
à première vue, l'exposé de notre théorie placée en face des deux théories patho-
géniques du diabète. Cette objection a été en effet présentée par M. H. de Par-
ville (Feuilleton scientifique du *Journal des Débats*, 19 décembre 1901).

Peut-être aussi les résultats du régime que nous venons d'étudier et ceux de la médication alcaline pourront-ils fournir quelques sources d'informations.

Il est de notion vulgaire que les alcalins et la cure alcaline sont utiles aux diabétiques: Vichy, Carlsbad ont une clientèle fidèle et justifiée. Et cependant il est des diabétiques auxquels une cure à ces eaux n'est point salutaire; il en est de très éprouvés que la cure hydrominérale laisse parfois plus glycosuriques, plus débilités. Ces faits ne sont pas exceptionnels. Nous en connaissons plusieurs pour notre compte personnel et nous avons parfois regretté qu'on n'ait pu parvenir à dégager nettement les symptômes et signes permettant de penser que la cure alcaline sera infidèle ou mauvaise [1]. M. Lécorché a émis une opinion qui mériterait d'être vérifiée et qui ne nous paraît pas assez connue. Pour notre savant collègue, auquel nous devons de si consciencieuses études sur le diabète, le véritable critérium dans le choix d'une eau minérale pour les diabétiques, c'est *l'azoturie*. Vichy et Carlsbad trouveraient leur indication triomphante chez les diabétiques dont l'azoturie bien caractérisée relève de l'hypernutrition. Il n'en est plus de même si l'azoturie, très peu marquée, relève de la dénutrition; ce seraient alors les eaux alcalines faibles qui seraient indiquées. Dans les diabètes graves avec hyperazoturie, toute cure d'eau thermale serait formellement contre-indiquée. (Lécorché : chapitre « *Les eaux minérales dans le diabète* » in *Traitement du diabète*, p. 136.) Frémont donne aussi l'activité des oxydations et surtout des oxydations azotées, comme le meilleur signe pour guider le médecin dans le choix et la durée du traitement par les eaux de Vichy.

Notre explication du mode d'action du régime aux pommes de terre se rapproche de celle qu'on donne pour les cures hydro-minérales alcalines. Dans les antécédents de nos malades, on voit que plusieurs se sont trouvés très bien d'une saison à Vichy.

Chez plusieurs de nos malades, Vichy a consolidé les bons effets de la cure de régime parmentier. Par contre, *le seul cas dans lequel le régime se soit montré impuissant entre nos mains est un de ces cas* — ou une de ces périodes du diabète, peut-être — *dans lesquels la cure de Vichy, loin d'avoir un effet salutaire, venait d'aggraver*

---

[1]. Bien entendu, nous ne parlons pas ici de ces diabétiques auxquels une lésion apparente ou une propathie classée, connue du médecin, interdit une cure thermale active.

la situation. Cette double coïncidence de succès chez les uns, d'insuccès chez un autre, par la cure de pommes de terre et la cure de Vichy, rapprochée de ce fait qu'un kilogramme de pommes de terre contient autant de sels alcalins qu'un litre d'eau de Vichy, que dans la parmentière, ces sels sont *vitalisés* — expression d'ailleurs admise aussi pour les eaux minérales quand elles sont prises à la source — c'est-à-dire susceptibles peut-être d'être plus actifs, semble bien venir à l'appui de notre conception théorique de la genèse de l'action salutaire de la cure de pommes de terre dans les diabètes sucrés.

Cette théorie qui rapproche l'action du régime aux parmentières de celle d'une cure alcaline, déjà importante dans la pratique, conduit à de très intéressantes suggestions en pathologie et thérapeutique générales. On voit, sans que nous insistions sur ce point, que ce régime pourrait être utilisé non seulement comme moyen thérapeutique mais peut-être encore comme source d'informations sur la forme et l'allure de certains diabètes.

Ceci exposé, voici le résumé de la seule observation de diabète sucré dans laquelle nous ayons vu la cure de pommes de terre échouer, d'ailleurs sans provoquer aucun accident. Et cependant si la suggestion thérapeutique avait dû se produire, c'eût été dans ce cas. La malade avait appris, à son retour de Vichy, que deux diabétiques [1] traités par le régime parmentier s'en étaient très bien trouvés et son entourage, déçu comme elle-même du résultat de la saison de Vichy, avait le meilleur espoir de la cure aux pommes de terre.

Obs. XXIV. — *Diabète constitutionnel d'intensité moyenne. Augmentation notable, persistante du sucre et de l'acidité urinaire, pendant et après une récente cure de Vichy. — Essai consécutif du régime parmentier. — Tolérance insuffisante. — Augmentation de la diurèse de l'azoturie et de la glycosurie sans modification apparente de l'état général.*

Mme X..., soignée par notre ami M. le D⁣r de Lamer; quarante-sept ans, taille 1 m. 57. Poids 80 k. 400.

Goutte et diabète du côté paternel.

Diabète constaté et traité depuis 1895; bien toléré malgré diverses affec-

1. L'histoire de l'un de ces malades a été rapportée dans ce mémoire (obs. VIII); Nous avons connu indirectement l'amélioration produite chez l'autre, auquel un de nos collègues de Paris avait bien voulu recommander cette cure, en disant les bons résultats qu'elle nous avait déjà fournis.

tions intercurrentes : Abcès périutérin (1897). Grippe et asthénie post-grippale pendant l'hiver 1900-1901.

Diurèse légèrement augmentée : glycosurie assez variable suivant les
analyses, oscille ordinairement autour de 100 grammes en vingt-quatre
heures, avec des écarts plus ou moins marqués au-dessus ou au-dessous de
ce chiffre.

Grand appétit, soif augmentée, sans exagération. Alimentation mixte, ordinaire. Pain : environ 500-600 grammes par jour. Restriction des autres féculents ; suppression du sucre, fruits sucrés. Lait environ 1 litre 1/2 à 2 litres
dans la journée. Digestions bonnes. Bon état général, mais fatigue rapide.

En juin 1901, 5e cure à Vichy. Deux analyses dues à M. Gautrelet, faites
l'une avant le début du traitement, l'autre 16 jours plus tard, au moment
où Mme X... allait quitter la station, indiquent les modifications du syndrome urologique survenues depuis l'arrivée à Vichy :

Urine des 24 heures.

	VOLUME	ACIDITÉ[1] dosée en PhO^5	DENSITÉ	URÉE	GLYCOSE	ALBUMINE
12 juin. Avant la cure de Vichy.	1 700 cc.	5,44	1040,9	30 gr. 20	110 gr.	Traces.
28 juin. Sur la fin de la cure de Vichy.	3 250 cc.	8,35	1037,4	46 gr. 90	215 gr. 90	0 gr. 16

Malgré cette augmentation de la diurèse, de l'azoturie, de la glycosurie
et la présence d'une petite quantité d'albumine, Mme X... conserve bonne
humeur, bon appétit et l'aspect extérieur d'une santé florissante. Cependant
le moindre travail musculaire entraîne bientôt une lassitude prononcée.

Le 9 août, c'est-à-dire un mois et demi après la fin de la cure thermale et
le retour à la vie ordinaire, une nouvelle analyse de M. Gautrelet donne :

Urine des 24 heures.

	VOLUME	ACIDITÉ	DENSITÉ	URÉE	GLYCOSE	ALBUMINE
9 août...	2 600 cc.	8,37	1041,7	30 gr. 60	182 gr. 50	Traces.

Au commencement de la seconde quinzaine d'août, Mme X... se met au
régime des pommes de terre : dose quotidienne, 1 kilogr. très approximativement. Mme X... se déshabitue mal du pain, en prend encore 250 grammes
environ par jour ; se trouve « gonflée, oppressée par les pommes de terre ».
Pas grand changement dans l'état général, pas de modification dans la
soif, « boit peut-être un peu plus aux repas pour faire passer les pommes
de terre ».

26 août. Le pain est réduit à 120 grammes par jour, Mme X... déclare
qu'il lui serait « trop pénible de n'en pas manger dans le premier déjeuner ».

---

1. D'après la notation adoptée par M. Gautrelet, l'acidité totale normale, pour
Mme X... serait représentée, évaluée en PhO^5 par le chiffre 2,07.

Parmentières 1400 à 1500 grammes. Même régime général. Mais pour combler le déficit qu'elle estime exister dans sa nourriture quotidienne, par le fait de la suppression du pain, Mme X... porte, *proprio motu*, jusqu'à 3 litres, 3 lit. 1/2 environ, la quantité de lait et café au lait prise dans la journée et qui auparavant était de 2 litres. La diurèse s'élève aussi, atteint 3 à 4 litres dans la journée. L'analyse de l'excrétion urinaire de deux jours consécutifs, trois semaines après le début de ce régime irrégulier, nous fournit les chiffres suivants pour chaque nychthémère :

	VOLUME	RÉACTION	DENSITÉ	URÉE	GLYCOSE	ALBUMINE
5 septembre.	4 300 cc.	Très acide.	1037	50 gr.	299 gr.	Traces.
6 —	3 625 cc.	—	1036,5	48 gr.	227 gr.	—
Moyenne....	3 860 cc.	—	1036,75	49 gr.	263 gr.	—

La glycosurie continue donc à augmenter; la diurèse, la densité, l'azoturie sont sensiblement au même niveau qu'à la fin de la saison de Vichy.

Les pommes de terre n'amenant pas d'amélioration sont supprimees le 8 septembre. Le retour au régime ordinaire au pain (500 grammes par jour, surtout la croûte) ne provoque aucune modification sensible dans l'état général, toujours très satisfaisant en apparence. Lécithine 0 gr. 25 par jour, pendant 20 jours.

Le 30 octobre, Mme X... est depuis près de sept semaines au régime du pain. Pour ce nychthémère, l'analyse révèle encore les chiffres suivants :

	VOLUME	RÉACTION	DENSITÉ	URÉE	SUCRE	ALBUMINE
30 octobre.	3 625 cc.	Acide.	1037	41 gr. 75	256 gr.	Traces.

Les divers éléments du syndrome urinaire sont donc assez exactement voisins du niveau moyen atteint pendant les 5-6 septembre [1].

En résumé, pendant et après la cure hydroalcaline la diurèse a augmenté ainsi que la glycosurie et l'acidité urinaire. Environ six semaines après être revenue de Vichy où le traitement n'avait pas produit l'effet espéré, Mme X... se soumet au régime *mixte* (parmentières et pain), mais spontanément augmente de beaucoup la ration quotidienne de lait et de café qu'elle prenait auparavant. Trois semaines environ après le début de ce régime irrégulier, la moyenne du sucre excrété pendant deux jours consécutifs est de 263 grammes par jour, celle de l'urée 49 gr., pour un volume de 3 860 cc. d'urine. C'est donc une augmentation due, soit au régime, soit à l'impuissance du régime à entraver la marche ascendante de la glycosurie, constatée depuis le mois de juin. Il est vrai qu'une circonstance

1. Voir la suite de l'observation, p. 145.

accidentelle peut avoir produit l'exagération de la diurèse et de la glycosurie : c'est l'addition d'une notable quantité de lait et de café à celle qui était déjà tolérée. Malgré que nous sachions que le café facilite la diffusion du sucre à travers le rein, que le lait et le café soient des diurétiques, que ces deux causes puissent entrer pour une part dans le résultat révélé par l'analyse, il est clair que le régime aux pommes de terre n'a pas diminué la glycosurie ni arrêté la tendance ascensionnelle de l'excrétion urinaire, de la glycosurie, de l'hyperacidité et, à un degré moindre de l'azoturie, sensible depuis la saison à Vichy. L'état général est toujours resté le même, très satisfaisant en apparence.

On supprime l'alimentation aux pommes de terre. Mme X... reprend avec plaisir son régime ordinaire au pain. Sept semaines plus tard, l'analyse n'indique pas de modifications bien sensibles, comparée aux résultats obtenus comme moyenne de la diurèse, de la densité et de la glycosurie, pendant deux jours consécutifs, après une période de trois semaines d'alimentation aux parmentières.

Malgré les circonstances atténuantes (augmentation du lait, du café, restriction seulement et non suppression du pain) qui peuvent être invoquées, nous avons enregistré cette observation comme une preuve de l'inefficacité du régime tenté chez cette malade. L'alimentation aux pommes de terre, plutôt désagréable, s'est montrée incapable d'enrayer la poussée provoquée par la saison de Vichy, ou du moins ayant coïncidé avec celle-ci, et qui persiste encore un mois et demi plus tard, au moment où les parmentières ont été prescrites.

NOTE ADDITIONNELLE. — Nous avons eu l'occasion de revoir plusieurs fois Mme X... pendant l'année 1901-1902 et d'analyser les urines, avant et après une nouvelle cure à Vichy. Nous donnons ici un résumé succinct, des phénomènes qui se sont succédé depuis la communication de notre premier mémoire.

OBS. XXIV, *suite* (Résumé). — Pas de modifications apparentes pendant le mois de novembre 1901. Douleur au genou.

Saison à Amélie-les-Bains (2-19 décembre). Bains sulfureux. La douleur au genou s'atténue ou disparaît. Pendant le séjour dans cette station M. le Dr Pujade cherche à combattre le diabète par les injections sous-cutanées de cacodylate de soude. Régime alimentaire habituel. La diurèse est légèrement diminuée. Bon état général.

Dès la fin de la saison, une analyse est pratiquée dans le but d'apprécier l'effet des injections de cacodylate sur le syndrome urinaire diabétique. Les chiffres suivants montrent que celui-ci, quoique amélioré, reste très voisin de ce qu'il était en septembre et octobre, sauf pour l'azoturie qui, diminuée dans des proportions très sensibles, se rapproche de la normale. La densité de l'urine est augmentée si la quantité est un peu moins abondante.

Urine des 24 heures.

	VOLUME	RÉACTION	DENSITÉ	URÉE	SUCRE
21 décembre......	2 980 cc.	Acide	1 040	31 gr. 7	236 gr. 25

Bientôt la diurèse remonte et l'état général jusque-là toujours satisfaisant semble résister moins bien. On note une lassitude plus rapide et un certain degré d'amaigrissement (avril 1902).

Sur la demande de Mme X... nous acceptons de tenter à nouveau l'expérience du régime parmentier. Dans notre esprit, ce second essai, en dehors de sa valeur de contrôle, devait aussi nous permettre d'observer les effets de la cure alcaline de pommes de terre avant de formuler l'avis qu'on nous demandait sur l'opportunité d'une cure hydro-alcaline à Vichy.. Celle-ci en 1896 et en 1901 avait donné des résultats peu satisfaisants. Bien que Mme X... durant cette nouvelle tentative n'ait encore suivi que le régime parmentier mixte, l'usage des pommes de terre mieux supporté que la première fois, a provoqué une diminution de la diurèse, de la densité, de la glycosurie, une légère augmentation de l'azoturie.

20 avril. Une analyse faite immédiatement avant le changement de régime et destinée à servir de repère donne les chiffres suivants, pour les 24 heures.

VOLUME	RÉACTION	DENSITÉ	URÉE	SUCRE	ALBUMINE
3 850 cc.	Acide.	1039	34 gr. 26	285 gr. 86	Traces.

21 avril-7 juin. *Substitution du régime parmentier mitigé au régime ordinaire.* Le pain, précédemment pris à la dose de 500 grammes environ — principalement la croûte — est réduit à 150 grammes par jour ingérés avec le petit déjeuner du matin. Aux repas, parmentières à la place du pain : 500 grammes du 20 au 23 avril; 800 grammes du 24 au 29; 900 grammes par jour à partir du 30 avril. La quantité de lait ou café au lait, absorbée chaque jour, en plus du régime ordinaire est de 2 litres, 2 litres 1/2 comme avant le changement de régime. Sauf deux interruptions de 3-4 jours, le régime parmentier ainsi mitigé a été maintenu du 21 avril au 7 juin. La moyenne de l'analyse des urines de 14 nychthémères, pris ordinairement par série de 2 ou 3 jours consécutifs, nous a donné pour cette période, les chiffres suivants comme moyenne de 24 heures :

VOLUME	RÉACTION	COULEUR	DENSITÉ	URÉE	SUCRE	ALBUMINE
3 320 cc.	Acide.	2 (Vogel)	1036 9	42 gr. 85	223 gr. 5	Parfois traces.

Ces chiffres font ressortir une diminution moyenne approximativement de un demi-litre d'urine, de 40 grammes de sucre et de 6 grammes d'urée par jour, si on prend comme terme de comparaison, le résultat des analyses faites pendant le premier essai d'alimentation aux pommes de terre; la diminution moyenne de la glycosurie, s'élève à 64 grammes, si on prend comme repère l'analyse des urines recueillies immédiatement avant le changement de régime; la densité baisse de plus de 2° en même temps que la quantité diminue d'un demi-litre par jour, mais l'urée augmente de 8 grammes par jour. Dans l'ensemble ces résultats étaient bons, encourageants. La cure de Vichy semblait donc pouvoir être autorisée avec l'espoir de la voir réussir à son tour.

Réalisée en juin-juillet 1902, elle a donné également des résultats favorables dans l'ensemble. Trois analyses faites par M. Gautrelet, l'une avant tout traitement thermal, à l'arrivée de la malade — qui depuis quelques jours avait repris le régime ordinaire au pain — la 2e après 8 jours de cure; la 3e au moment où Mme X... finissait sa saison traduisent les modifications du syndrome urinaire survenues pendant la cure de Vichy. Comme nous l'avions espéré ces modifications sont comparables dans leurs lignes principales aux changements provoqués par la cure de pommes de terre.

	VOLUME	ACIDITÉ en PhO^s	COULEUR	DENSITÉ	URÉE	SUCRE	ALBUMINE (sérine)
13 juin. En arrivant à Vichy.............	3 300 cc.	10,23	2,7	1040,6	48,47	260 gr.	0 gr. 16
21 juin. Pendant la cure................	3 030 cc.	5,75	2,1	1040,6	39,26	229 gr.	0 gr. 15
1er juillet. Sur la fin de la cure..........	2 850 cc.	3,42	3,2	1042,6	38,50	212 gr.	Traces.

La diminution de l'acidité, de la glycosurie, de la diurèse et de l'azoturie, tels étaient les éléments favorables relevés dans ces analyses. Cependant, l'attention pouvait être retenue sur un point de valeur séméiologique importante. Tandis qu'à la suite de la cure de pommes de terre, nous avions enregistré une diminution de la densité coïncidant avec une diminution de la diurèse et de la glycosurie, — malgré une légère augmentation de l'urée, — ici, la densité malgré la diminution de la glycosurie et de l'azoturie augmentait de 2° et atteignait 1042,6 chiffre très élevé de nature à suggérer quelques réserves. Il faut noter que, pendant la saison à Vichy, Mme X... a réduit sa ration de lait habituelle et a pratiqué régulièrement des exercices de mécanothérapie.

Rentrée de Vichy, Mme X... reprend son genre de vie et son alimentation ordinaires; 3 grammes de bicarbonate par jour. Pour éprouver le degré de solidité de l'amélioration, Mme X... est autorisée à augmenter la quantité de pain qui est portée de 150 grammes de croûte à 450 grammes environ, croûte et mie. La moyenne de deux analyses faites quinze jours plus tard (29 et 30 juillet 1902) révèle malgré un état général extérieurement satisfaisant, l'aggravation du syndrome urinaire, quantité 3950 cc.; densité 1036,5; urée 30 gr. 86, sucre 266 grammes. Mme X... revient au régime aux parmentières. Celui-ci ne réussit pas mieux à enrayer le mouvement ascendant de la glycosurie que lors du 1er essai à la fin de l'été 1901. Le résultat de deux nouvelles analyses (10 et 12 septembre) donne comme moyenne pour chaque nychthémère : volume 3 750 cc. ; densité 1038 ; urée 38 grammes ; sucre 319 grammes.

Retour au régime habituel *avec restriction du pain*, 300 grammes environ de pain bien cuit, c'est-à-dire réduction de moitié de la quantité prise antérieurement. Après un mois et demi environ de ce régime, l'état général reste à peu près le même, mais l'analyse des urines fait constater une amélioration du syndrome urinaire. Les urines recueillies pendant trois jours consécutifs 23-25 octobre ont fourni les résultats suivants par nychthémère :

	VOLUME	DENSITÉ	URÉE	SUCRE
23 octobre.......	2880 cc.	1042	29 gr. 50	220 gr.
24 —	3130 cc.	1039	34 gr. 43	207 gr.
25 --	3050 cc.	1034	23 gr. 43	186 gr.
Moyenne.........	3020 cc.	1038,3	29 gr. 12	204 gr.

Il y a donc des cas dans lesquels le régime parmentier peut être inefficace. On peut admettre que chez certains malades, après l'échec d'une cure à Vichy, la prudence s'impose et qu'il faut surveiller de près les effets de l'alimentation aux pommes de terre à doses élevées, surtout si l'analyse a fait constater de l'albumine ou de l'acétone. Sans doute, dans les cas de ce genre y aurait-il avantage à recourir simplement à la pratique préconisée par Mayet, Boussingault, Dujardin-Beaumetz, Lécorché, etc., qui consiste à donner une petite quantité de pommes de terre, à la place du pain, pour restreindre les aliments hydrocarbonés et tromper l'estomac.

De cette observation nous tirerons encore cet enseignement qu'il convient d'être attentif aux modifications du syndrome diabétique coïncidant avec l'augmentation du café ou du lait dans le régime des diabétiques. Les effets du lait, discutés pour ces malades, comme l'étaient hier encore ceux de la pomme de terre, mériteraient d'être l'objet d'une étude sérieuse. Elle ne manquerait pas d'être utile et intéressante.

Après ce long exposé de documents et théories, l'utilité dans les diabètes sucrés, de l'alimentation aux pommes de terre, à doses quotidiennes élevées, se trouve mise hors de doute. Il devient donc utile, dès maintenant, que le praticien désireux d'instituer ce régime possède quelques notions sur la composition des pommes de terre, sur leur valeur nutritive comparée à celle du pain, sur leurs altérations, enfin sur les modifications que leur font subir les préparations culinaires les plus usitées. Sur ces points on trouvera dans le chapitre suivant divers renseignements dont le médecin peut tirer profit. Les uns, déjà connus, ne sont pas assez vulgarisés parmi les praticiens ; les autres résultent de recherches récentes faites par quelques-uns de nos collègues, sur notre demande, ou par nous-même.

Les notions qui suivent sont des notions de bromatologie clinique, usuelle, si on veut nous permettre ce terme. Une précision mathématique n'est guère possible dans ce genre d'études. En dehors des traités spéciaux, le lecteur pourra trouver les analyses les plus récentes d'un grand nombre d'espèces de pommes de terre alimentaires, dans un mémoire très documenté de M. Balland [1].

1. Balland, *Revue de l'intendance militaire*, 1897, p. 386 ; *loc. cit.*

QUATRIÈME PARTIE

Bromatologie clinique de la pomme de terre.

CHAPITRE IX

COMPOSITION ÉLÉMENTAIRE DE LA POMME DE TERRE ET DU PAIN

Dans un précédent chapitre (p. 35) auquel le lecteur voudra bien se reporter, nous avons dit qu'on ne saurait compter sur une composition élémentaire à peu près fixe des parmentières. Non seulement celle-ci varie de façon appréciable suivant les espèces alimentaires mais encore, dans la même espèce, suivant le genre de culture, les engrais, le terrain, la sécheresse ou l'humidité de la saison, l'époque de la récolte, etc. (A. Girard). On peut arriver cependant à une approximation suffisante pour la clinique en prenant comme points de repère :

1° La composition centésimale moyenne des espèces les plus répandues.

2° Leur pouvoir nutritif comparé à celui du pain.

A. *Composition centésimale moyenne des parmentières.* — Le tableau ci-dessous dressé par M. Balland permet de se faire une idée de l'étendue des variations de l'eau, des matières albuminoïdes, des hydrocarbonés et autres éléments constituants des nombreuses variétés de pommes de terre alimentaires, par lui analysées.

	EAU	MATIÈRES			CELLULOSE	CENDRES
		Azotées.	Grasses.	Hydro-carbonées.		
Minimum.	68,10	1,45	0,04	15,58	0,37	0,44
Maximum.	80,60	2,81	0,14	29,85	0,68	1,18
Moyenne..	74,35	2,13	0,09	22,72	0,52	0,81

Il est curieux de remarquer combien la moyenne obtenue par ce savant se rapproche des chiffres déjà donnés par Boussingault :

	EAU	MATIÈRES			CELLULOSE	CENDRES
		Azotées.	Grasses.	Hydro-carbonées.		
Balland... ...	74,35	2,13	0,09	22,72	0,52	0,81
Boussingault..	73	2,8	0,20	23,2	—	0,8

Les petites pommes-de-terre ne diffèrent point par leur composition des gros tubercules. La proportion des enveloppes est de 3 p. 100; celles-ci contiennent 2,85 p. 100 de cellulose.

L'acidité totale oscille de 0,072 à 0,250 p. 100 (Balland).

B. *Composition centésimale du pain. Pouvoir nutritif comparé de la pomme de terre et du pain.* — Le pain beaucoup plus riche en matières albuminoïdes et hydrocarbonées, présente une composition un peu différente suivant la qualité, comme on le voit par le tableau ci-dessous dans lequel nous rapprochons les analyses de diverses variétés de pain.

Composition centésimale de diverses variétés de pain.

	EAU	MATIÈRES			CENDRES
		Albu-minoïdes.	Grasses.	Hydro-carbonées.	
Pain des boulangers de Paris (Boussingault........................	36,5	7,0	0,2	55,3	1
Pain de froment fin (König) [1]..........	35,6	7,1	0,2	55,5	1
Pain de ferme (froment) (Balland).....	32	7,1	0,2	60	0,53
Pain de ferme (id) (id)	31	7,6	0,26	59,8	0,75
Pain de ferme (id) (id)	31,2	7,7	0,25	59,8	0,64
Ces 2 derniers échantillons faits avec des farines blutées à 75-77 p. 100 tandis que le pain de Paris est bluté à 30-35 p. 100 [2].					
Pain de munition (France, 1896) (Balland) [3].......................	38,50	7,98	0,15	52,12	0,97
Pain de froment peu fin (König).......	40,5	6,2	0,4	51,1	1,2
Pain de blé (2/3), et de seigle (1/3) (Balland)........................	40	4,05	0,3	54,5	0,72
Pain noir (König)...................	42,3	6,1	0,4	49,2	1,5
Pain de seigle (Balland)...............	35,9	7,97	0,51	53,79	0,87

1. Cité par Munk et Ewald.

2. Balland, Pain de froment, de maïs, de seigle (*Revue de l'Intendance militaire*, 1898, p. 335). Travail dans lequel l'auteur donne à côté des analyses de trois échantillons de pain de froment pris dans les fermes des départements du nord (1897-1898) comme terme de comparaison, l'analyse des farines obtenues avec les blés du pays servant à faire les pains analysés. — Voir aussi : Villiers et Collin, *Altérations et falsifications des substances alimentaires*, Paris, 1900.

3. Balland, Les pains de munition et les pains de conserve des principales

D'après ces tableaux, le pain contient, à poids égal, très sensiblement 2 1/2 à 3 fois plus de matières albuminoïdes, 2 fois et demie plus de matières hydrocarbonées que les parmentières et à peu près la même quantité de matières minérales. Il y a donc, au point de vue qui nous occupe, un écart appréciable entre la réalité et la proposition généralement admise que *3 kilogrammes de pommes de terre représentent l'équivalent de matières azotées et amylacées contenues dans 1 kilogramme de pain.* Cette proportion 1 pour 3 suffisamment approchée, facile à retenir est assez communément adoptée, mais il serait plus exact d'admettre, à l'avenir, qu'elle varie entre 1 pour 2 1/2 et 1 pour 3, plus près du premier chiffre que du second.

En moyenne la *quantité d'eau* contenue dans le pain est *deux fois moindre*, à poids égal, que celle des parmentières pesées crues. Mais de nombreuses conditions peuvent modifier cette proportion approximative (voir p. 153).

En dehors de la qualité du pain, il faut encore tenir compte (au point de vue de sa richesse en eau), *de la forme et du degré de cuisson.* M. Balland a montré que le degré d'hydratation du pain fait avec une même pâte varie pour un même poids de pain de 750 grammes, suivant que celui-ci est rond (35 p. 100 eau) ou long (33 à 34 p. 100 eau) [1].

Croûte et mie. — La proportion des deux parties constituantes du pain, varie sensiblement en effet d'après la forme et le degré de cuisson. On peut l'évaluer, en moyenne, à 1 de croûte pour 3 à 4 de mie d'après les chiffres de M. Rivot [2] confirmés par ceux de M. Barral [3].

D'après M. Rivot, 100 parties de pain, belle farine de froment, contiennent :

Mie... 74,9 à 77,52 p. 100
Croûte.. 25   à 22,48 —

La croûte, plus riche en substances azotées est plus soluble dans l'eau. La mie, *beaucoup plus hydratée*, contient proportionnellement moins de matières amylacées et d'albuminoïdes que la croûte.

armées, *Annales d'hygiène publique*, juin 1900. — Voir aussi le résumé des analyses plus anciennes de Poggiale, sur le pain de munition des différentes armées, dans le *Traité des substances alimentaires* de Payen, et dans l'ouvrage de Barral, *loc. cit.*, p. 605.

1. Cité par Gallippe et Barré, *Le pain*, 2 vol., Encyclopédie Léauté.
2. Cité par Violet, *Le pain*, Th. Paris, 1876, n° 211.
3. Barral, *Le blé et le pain*, Paris, 1863, p. 604.

La plupart des diabétiques mangent le pain, *croûte et mie*, surtout dans la clientèle des hôpitaux. En ville, on trouve plus de glycosuriques qui laissent de côté, les uns la croûte, les autres la mie. Si l'on est amené à prescrire le régime des pommes de terre à cette catégorie de malades, on devra se souvenir, si on veut conserver l'équivalence de la ration alimentaire, que les deux parties du pain ont une composition différente. Les analyses suivantes dues à M. Barral[1], donnent d'utiles repères sur ces différences.

Dans un pain acheté à la halle, cet auteur a d'abord déterminé les quantités relatives de *croûte* (22,52 p. 100) et de *mie* (77,48 p. 100). Proportions presque identiques à celles indiquées plus haut d'après Rivot. La dessiccation de ce pain a fourni :

	CROUTE	MIE
Eau..	17,15	44,45
Matières sèches....................................	82,85	55,55

La *composition de la mie et de la croûte* dans cet échantillon *desséché*, était :

	CROUTE	MIE
Eau..	17,5	44,45
Matières azotées insolubles (gluten)...........	7,30	5,92
— solubles.....................	5,70	0,75
Matières amylacées insolubles (amidon)......	62,58	43,55
— solubles (dextrine, sucre).	4,88	3,79
— grasses.....................	1,18	0,70
Substances minérales............................	1,21	0,84

Esbach[2] a calculé la proportion de sucre que peut fournir une même quantité de pain de gluten, de croûte et de mie de pain ordinaire et 100 grammes de pommes de terre; la proportion est de beaucoup inférieure avec ces dernières. En effet, d'après cet auteur :

100 gr. de croûte de pain ordinaire donnent	76 gr. de sucre.
100 gr. de mie — —	— 52 —
100 gr. de pain de gluten passable	— 18 —
100 gr. de pommes de terre	— 17 —

Ces résultats concordent (sauf pour le pain de gluten) avec ceux de Mayet et Boussingault (voir p. 15). Esbach mérite d'être cité à côté des médecins français qui ont cherché à montrer que la proscription de la pomme de terre du régime des diabétiques

1. Barral, *Le blé et le pain*, Paris, 1863, p. 608.
2. *Bulletin de Thérapeutique*, 1883, t. CIV, p. 201.

était trop rigoureuse. Il admettait les parmentières à petites doses (300 gr. par jour) à la place du pain de gluten, ou de 100 grammes de pain ordinaire, mais son but avait été de montrer surtout que, à poids égal, la mie est préférable à la croûte dans le régime des diabétiques et que l'on fait fausse route en prescrivant exclusivement la croûte du pain à ces malades [1].

C. *Variation de la proportion des éléments constituants de la pomme de terre.*

a) *Eau. Matières hydrocarbonées. Matières albuminoïdes.* — Nous avons donné plus haut le tableau de la composition moyenne des pommes de terre. Dans les modifications de composition centésimale de ces tubercules produites sous l'influence des causes diverses déjà énumérées, c'est surtout aux dépens des proportions relatives de l'eau et de la fécule, que se font les changements, l'une augmentant quand l'autre diminue et réciproquement [2].

La proportion centésimale des albuminoïdes varie aussi d'une espèce à l'autre ou dans la même espèce suivant les diverses conditions qui influencent la composition de ces tubercules (origine, terrain, mode de culture, espèce, etc.). Dans le tableau suivant dressé par M. Balland on constate qu'elle peut aller du simple au double suivant l'espèce, par exemple : Early rose de Bresse, 1,43 ; Hâtive du Gâtinais, 2,81.

Voici d'ailleurs le détail des analyses des principales variétés de pommes de terre résumé dans le tableau rapporté p. 159 :

1. Esbach, *Le diabète sucré, névrose assimilatrice du foie*, Paris, 1886, p. 169-198.
2. M. Aimé Girard dans ses *Recherches sur le développement progressif de la pomme de terre* *, a montré que, après les automnes pluvieux, l'époque de la récolte influe beaucoup sur la teneur relative en eau et fécule. C'est ainsi que l'on voit, dans le tableau suivant, des analyses faites par ce savant sur une même espèce (p. de Jeuxey), la fécule et l'eau varier dans une proportion inverse suivant l'époque de la récolte.

	POIDS DES TUBERCULES	FÉCULE p. 100	EAU p. 100
3 juillet	0 kg. 031	8,40	85,22
4 août	0 719	13,92	80,79
28 août	1 270	15,67	78,16
20 septembre	1 530	17,44	75,94
10 octobre	1 770	13,70	80,22
25 octobre	1 520	16,38	77,05

* Cité par Malpeaux, *Culture de la pomme de terre*, p. 71 (Encyclopédie Léauté).

	EAU	MATIÈRE AZOTÉE	
	p. 100.	A l'état normal.	A l'état sec.
Hollande de Pontoise............	80,60	2,57	13,24
Hollande d'Auvergne............	77,90	1,83	8,28
Hollande du Gâtinais.........	73,60	1,78	6,78
Rosace d'Allemagne (Loiret)...	79,10	2,12	10,16
Hâtive St-Jean du Gâtinais....	66,10	2,81	8,28
Royale Bleue (Nord).........	72,80	2,25	8,28
Mille yeux (Château-Thierry).	75,50	1,93	7,89
Hâtive ronde du Gâtinais.....	75,40	1,85	7,52
Vitelotte du Gâtinais.........	77,90	1,66	7,52
Early rose (Bourgogne).......	80,50	1,46	7,52
Early rose (Bresse)..........	80,00	1,43	7,13
Early rose (Bretagne).........	67,50	2,32	7,13
Magnum bonum (Bretagne)...	73,10	1,82	6,75
Saucisse rouge (Nièvre).......	76,90	1,56	6,75
Saucisse du Gâtinais.	73,60	1,58	5,98
Institut de Beauvais (Bresse).	72,70	1,63	5,98

b) *Substances minérales. Sels.* — En dehors de l'eau, de la fécule et des matières albuminoïdes, la pomme de terre contient des sels dont la proportion varie, d'après les auteurs, de 0,8 à 1,26 p. 100, soit en chiffres ronds 1 p. 100 ou 10 p. 1000, c'est-à-dire 10 grammes par kilogramme de tubercule.

En de telles proportions, ces éléments ne peuvent rester indifférents dans le mouvement du métabolisme. Le régime aux pommes de terre tel que nous l'avons prescrit, c'est-à-dire comprenant ordinairement, par jour, 1 000 grammes à 1 500 grammes de parmentières (plus rarement 2 kilogr.) pour remplacer le pain, apporte au diabétique 10 à 15 ou 20 grammes des substances minérales parmi lesquelles on rencontre des sels classés comme modificateurs actifs de la glycolyse. En première ligne : les sels de potasse. Il est donc utile d'être fixé, autant que la chose est possible, sur la nature et la proportion de ces sels.

Nous avons déjà touché quelques mots de ce sujet dans le chapitre consacré à la pathogénie (p. 118). Nous ne pouvons ici reproduire les tableaux de chiffres que nous avons, non sans peine, consultés et comparés.

Les ouvrages ou analyses de Moleschott, Beaunis, Boussingault, Dehérain, Rivot, Barral, A. Girard, Gallippe et Barré, Munk e Ewald permettent d'arriver à quelques notions sur la qualité et la quantité des sels et substances minérales contenus dans les cendres de la pomme de terre et du pain. Les analyses des sels du pain

sont cependant beaucoup plus rares et beaucoup moins complètes
que celles des farines qui servent à sa fabrication.

Nous n'avons guère trouvé dans les auteurs que les analyses des
cendres de 10 échantillons de pain, pratiquées par M. Rivot il y a
plus de quarante ans, reproduites d'après le livre de Barral, et celles
toutes récentes de MM. Galippe et Barré. Dans celles-ci les auteurs
ont eu surtout en vue la richesse des diverses espèces de pain en
phosphates et plus spécialement de certaines variétés de phosphates.

Après avoir groupé tous les renseignements que nous avons pu
réunir dans les livres de chimie agricole, de physiologie et de diététique, nous avons envisagé le problème, tel qu'il se présente dans
la pratique médicale courante. Sans prétendre à une précision ana-
lytique que les études de ce genre ne comportent pas, nous nous
sommes préoccupé d'avoir des points de repère suffisamment exacts
pour les besoins de la clinique journalière. Au début de nos investigations, nous avions bien cherché à déterminer les espèces de
pommes de terre mises à la disposition de nos malades à l'hôpital,
il fallait maintenant aller plus loin et tâcher de connaître leur teneur
en sels et substances minérales.

c) Teneur en potasse. — Nous ne pouvions tabler sur les analyses
centésimales, données par les auteurs, pour en déduire la composition moyenne de diverses espèces de parmentières au point de vue
spécial qui nous occupe plus particulièrement (richesse des cendres
de la pomme de terre en potasse, en sels organiques et inorganiques). Ces tableaux présentaient des différences et des lacunes
trop grandes. Avec la collaboration de notre élève M. Maïlhe,
nous avons dosé la *potasse* contenue dans les pommes de terre distribuées aux diabétiques de notre Clinique et cherché en quelles
proportions cet alcali se trouvait combiné aux acides organiques et
aux acides minéraux.

Deux kilogrammes de pommes de terre prises en vrac dans les
provisions des cuisines de l'Hôtel-Dieu, ont été épluchées et réduites
en pulpe fine, homogène. Celle-ci incinérée a laissé un résidu de
1 p. 100 de cendres.

L'analyse des cendres n'a permis de constater que des *traces de
soude* indosables, mais elle a fourni 0,49 de potasse p. 100, soit
environ 4 gr. 9 de cet alcali par kilogramme de pommes de terre.

A *l'état frais* cette potasse se trouvait combinée :

1° *A des acides organiques* transformés en acide carbonique par la combustion et dosés dans les cendres à l'état de carbonates. D'après l'analyse il y avait dans les cendres de l'échantillon étudié 40 p. 100 de carbonates. Donc chaque kilogramme de ces pommes de terre introduisait dans l'économie une quantité de sels organiques de potasse susceptibles de fournir par leur transformation sous l'influence des combustions physiologiques 4 grammes de carbonates alcalins.

2° *A des acides minéraux* : Acide phosphorique (pour la plus grande partie) acides sulfurique et chlorhydrique.

Les cendres contenaient 33 p. 100 de phosphates, soit *3 gr. 30 de phosphates* par kilogramme de pommes de terre fraîches.

La proportion de *chaux* était de 2 centigrammes p. 100, soit 20 centigrammes par kilogramme de parmentières.

Il était nécessaire, avant de généraliser les résultats de cette analyse d'avoir d'autres points de repère. Dans notre théorie, l'action salutaire du régime aux parmentières procède de l'action glycolytique des sels de potasse contenus dans ces tubercules et surtout des carbonates alcalins qui en dérivent. Il était donc important —, puisque la composition centésimale de ce tubercule est variable — de connaître jusqu'à quel point les pommes de terre consommées à une même époque de l'année dans les hôpitaux de régions assez éloignées les unes des autres, étaient comparables au point de vue de leur teneur en substances minérales, plus spécialement de leur richesse en potasse. Par exemple à Montpellier, Liège, Nantes, Genève. Nous nous sommes autorisé de nos relations scientifiques avec plusieurs de nos collègues de ces grandes villes, pour les prier de vouloir bien nous fournir quelques renseignements à cet égard. MM. les professeurs Andouard (de Nantes), Jorrissenne (de Liège), J. Ville (de Montpellier) et M. Monnier, directeur du laboratoire cantonal de chimie agricole de Chatelaine (Genève), ont bien voulu accepter de faire ou diriger des recherches dans ce sens. Nous les en remercions cordialement.

A l'Hôtel-Dieu de Nantes, les pommes de terre qui ont servi aux dosages de M. le professeur Andouard appartenaient principalement à la variété *Magnum bonum* avec un mélange de *Chardon* en moindre quantité. Conservées en tas dans un endroit fermé, elles peuvent subir à la longue un certain degré de dessiccation.

1° *Pommes de terre de l'Hôtel-Dieu de Nantes*. Production 1901 (Analyses de M. le Professeur Andouard) :

Azote total	0,30 p. 100
Fécule	18,76 —
Acide phosphorique	0,17 —
Potasse	0,52 —
Chaux	0,03 —
Magnésie	0,02 —

Pour un des tubercules isolé pris dans le tas, l'analyse a donné :

Eau	74 p. 100
Matières sèches	25,850 —
Sels minéraux fixes	0,889 —
Acide carbonique	0,046 —

2° *Pommes de terre de l'Hôtel-Dieu de Montpellier* (Analyse de M. le Professeur J. Ville).

Eau	76,59 p. 100.
Résidu fixe	23,40 —

Cendres $\left\{\begin{array}{l}\text{Principes soluble : 0,917}\\ \text{— insolubles : 0,102}\end{array}\right\}$ 1,019 —

L'analyse de ces cendres a donné :

Potasse totale (K^2O)	0,493
Chaux (CaO)	0,022
Magnésie (MgO)	0,013
Acide sulfurique (SO^3)	0,057
— phosphorique (P^2O^5)	0,085
Chlore (Cl)	0,036
Manganèse	Traces.

Proportions relatives de la potasse à l'état de sels organiques et de sels minéraux :

Potasse combinée aux acides organiques	0,387
— — — minéraux	0,106
Potasse totale	0,493

3° *Pommes de terre de l'hôpital de Liège* (Analyses de MM. Blondeau et Dewandre, élèves du laboratoire de M. le professeur Jorrisenne, faites sur la demande de M. le professeur Henrijean).

Eau	72,85 p. 100	73,74 p. 100	
Cendres	0,94 —	0,88 —	
Acide phosphorique	— —	0,128 —	
Potasse	0,447 —	0,432 —	

4° Pommes de terre de l'hôpital de Genève (Analyse de M. Monnier, directeur du laboratoire cantonal de Chatelaine-Genève, faite sur la prière de M. le professeur A. Mayor).

Cendres... 0,888 p. 100

L'analyse des cendres a donné :

Potasse..............................	57,13 p. 100 de cendres	
Acide carbonique....................	22,90 —	—
— phosphorique................	5,05 —	—
— chlorhydrique................	2,88 —	—

D'où l'on déduit les chiffres suivants :

	CENDRES	POMMES DE TERRE FRAÎCHES
Potasse totale.........................	57,13 p. 100	0,508 p. 100
Potasse combinée aux acides organiques (dosée sous forme de carbonate de potasse),..............................	48,92 —	0,435 —
Potasse combinée aux acides minéraux..	8,21 —	0,073 —

Les chiffres relevés dans les analyses de nos savants collègues qui ont bien voulu nous prêter leur précieuse collaboration dans l'enquête entreprise; leur rapprochement et leur comparaison avec les chiffres que nous avions tout d'abord obtenus à l'Hôtel-Dieu de Toulouse conduisent à des résultats très intéressants par leur concordance. Cette concordance, il n'était pas permis de l'espérer aussi complète, en raison des nombreuses conditions qui peuvent faire varier la composition centésimale des pommes de terre. Or les analyses pratiquées sur les parmentières distribuées à une même époque de l'année, dans les hôpitaux de 5 grandes villes assez éloignées les unes des autres, prouvent que la teneur en potasse de ces tubercules était très voisine dans les 5 échantillons analysés. Elle était même assez sensiblement égale dans 3 de ces villes (Genève, Montpellier, Toulouse); comme on le voit dans le tableau suivant où les analyses sont rangées par ordre décroissant de richesse en potasse totale des divers échantillons.

	POTASSE (Par kgr. de pommes de terre à l'état frais).
Pommes de terre de l'hôpital de Nantes (M. Andouard).......	5 gr. 20
— — — Genève (M. Monnier)........	5 gr. 08
— — — Montpellier (M. Ville)........	4 gr. 93
— — — Toulouse (Mossé et Mailhe).	4 gr. 90
— — — Liège (M. Jorrisenne)........	4 gr. 44

Ces chiffres peuvent être rapprochés de ceux donnés par Moleschott, Boussingault, déjà cités (p. 119) et par Dehérain (Analyses des plantes récoltées à Bechelbronn, *Chimie agricole*, 1901, p. 152, 159). Il semble donc que le médecin, malgré la composition variable de ces tubercules, puisse estimer que 1 kilogramme de pommes de terre apporte à l'organisme approximativement 5 grammes de potasse totale. Une partie de cet alcali combinée aux acides organiques, forme des sels que la combustion respiratoire transforme en carbonate de potasse.

On peut évaluer d'après les analyses précédentes à 4 gr. 50 approximativement la quantité de carbonate de potasse dont 1 kilogramme de pommes de terre apporte les éléments à l'organisme. Prenons seulement le taux de 4 grammes à 4 gr. 50. On voit que la quantité des sels ainsi formés égale la quantité de carbonates alcalins contenus dans 1 litre d'eau de Vichy, dans 3 litres des eaux alcalines faiblement minéralisées dites « eaux de table », avec cette particularité que dans ces eaux les carbonates alcalins sont essentiellement du carbonate de soude et dans la pomme de terre du carbonate de potasse.

Le reste de la potasse contenue dans la parmentière, combinée aux acides minéraux forme, pour la plus grande partie, des phosphates.

CHAPITRE X

Volume. Poids. — Les malades de la ville qui substituent les pommes au pain, le plus souvent ne les pèsent pas. Ils savent qu'ils en mangent un certain nombre à chaque repas. Ils les choisissent pour cet usage, ordinairement, d'un volume moyen et tel que leur poids, à l'état cru, varie environ de 100 à 150 grammes, plus rarement 150-175 grammes comme nous avons pu nous en rendre compte à plusieurs reprises. Si bien que le diabétique qui ingère à chaque repas 3 ou 4 pommes de terre à la place de pain, prend environ 800 à 1200 grammes de parmentières par jour. En général, il croit en ingérer un poids moindre. Le contrôle est d'ailleurs facile à établir.

Mais il vaut mieux recommander, et il est aisé de l'obtenir dans un grand nombre de cas, que la quantité à prendre dans la journée soit pesée.

Modifications des éléments de la parmentière sous l'influence des préparations culinaires. — Les pommes de terre *bouillies* prennent l'eau et augmentent leur poids primitif (1/10ᵉ environ dans une de nos expériences).

Les pommes de terre *frites* (à la graisse ou à l'huile) retiennent 38 p. 100 de leur eau de constitution et 7 à 9 p. 100 de graisse. 1 kgr. 200 de pommes ainsi préparées représente 3 kilogrammes de pommes de terre crues (Balland).

Pour la préparation des *purées*, la fécule emprunte environ l'équivalent de son poids d'eau, de sorte que 600 grammes de purée contiennent 300 grammes d'eau et 300 grammes de pommes de terre qui représentent 100 grammes de pain (Mayet).

Les pommes de terre *cuites au-four*, comme nous les donnons à nos malades, ont perdu généralement le quart ou un peu plus de leur *poids à l'état frais, poids auquel nous nous rapportons toujours dans la prescription du régime.* C'est une perte d'eau un peu moindre que celle des pommes de terre frites analysées par M. Balland puisque celles-ci avaient retenu 38 0/0 et par suite perdu environ 30 à 40 0/0 d'eau.

Pendant la *cuisson dans l'eau ou à l'étouffée*, la fécule se transforme en *fécule soluble* plus *digestible* (Munk et Ewald).

Nous connaissons la quantité d'eau approximativement perdue ou gagnée par les pommes de terre pendant leur cuisson dans l'eau ou à l'étouffée. En suivant l'ordre d'idées qui nous a guidé dans nos recherches, il devenait utile de déterminer, parmi ces deux modes de préparations culinaires conservant à la parmentière la forme et la consistance convenables pour son usage en guise de pain, celui qui entraîne une moindre *perte de potasse.*

On pouvait prévoir que cuite au four, « au diable », braisée sous la cendre, la parmentière déjà plus savoureuse devrait être, à notre point de vue, encore préférée à la pomme bouillie. D'ordinaire, en effet, les pommes « en robe de chambre » se fendillent toujours en quelques points pendant l'ébullition dans l'eau. Les plus riches en fécule se désagrègent plus ou moins dans l'eau bouillante qui, dans ces conditions, paraît devoir leur enlever assez facilement une partie de leurs composés potassiques.

L'analyse seule pouvait fixer la proportion de cette perte car les substances minérales solubles faisant partie d'une trame organisée ne sont pas abandonnées à l'eau aussi facilement que les composés inorganiques. Il était donc nécessaire de procéder à des dosages comparatifs de la potasse, dans la pomme de terre crue, préparée à l'eau, cuite à la vapeur sèche (four de cuisine).

Avec le concours de M. Mailhe, nous avons pratiqué ces dosages en prenant toutes les précautions pour obtenir des chiffres comparables. Nous avons indiqué, dans une Note présentée à la Société de Biologie [1], la méthode suivie et les résultats obtenus.

La perte de potasse est réelle mais très faible pour les pommes bouillies. Elle s'élevait dans notre expérience à 16 centigrammes de potasse (qui correspondraient à 39 centigrammes de carbonate de potasse) par kilogramme, alors qu'elle était de 8 centigrammes de potasse (qui correspondraient à 19 centigrammes de carbonate) par

---

[1]. A. Mossé et Mailhe, Modifications de la teneur en potasse des pommes de terre crues, bouillies, rôties, *Bull. Soc. de Biol.*, 1ᵉʳ février 1902.

kilogramme dans les pommes de terre rôties. Cette dernière perte est due essentiellement aux manipulations.

La différence entre les deux modes de cuisson n'est donc pas aussi considérable qu'on était autorisé à penser *a priori*.

La contre-épreuve, faite en dosant la quantité de potasse passée dans l'*eau distillée* ayant servi à porter à l'ébullition 1 kilogramme de pommes de terre *non épluchées*, a fourni des résultats concordants. A la fin de l'expérience la quantité de potasse contenue dans cette eau s'élevait seulement à 36 milligrammes, c'est-à-dire qu'elle n'atteignait pas 4 centigrammes de potasse pour 1 kilogramme de pommes de terre. Ainsi l'ébullition fait perdre une minime quantité de sels aux pommes de terre bouillies et leur fait gagner une certaine quantité d'eau ; le dixième environ de leur poids (Mossé et Mailhe).

Sous le rapport de la teneur en potasse les pommes de terre rôties n'offriraient donc pas de grands avantages ; mais comme elles sont plus savoureuses elles nous paraissent devoir être préférées. A cet égard, on pourra laisser le malade suivre son goût personnel ; alterner s'il le désire, afin d'éviter la monotonie et l'inappétence. Ajoutons, au point de vue pratique, ce détail que dans les ménages pauvres ou de condition moyenne, il est plus facile, surtout en été d'avoir tous les jours des pommes de terre bouillies que des pommes de terre cuites au four ou sous la cendre.

Les *pommes frites* qui entraînent une certaine quantité de corps gras servant à les préparer (huile, beurre, graisse), les *pommes en purée* qui demandent pour leur préparation une certaine quantité d'eau ou de lait, nous paraissent pouvoir être complètement autorisées dans le régime des diabétiques. D'ailleurs, sous forme de mets variés, comme en guise de pain, la parmentière peut et doit entrer dans le régime des diabétiques pour lesquels elle n'est pas contre-indiquée. *Elle constitue un féculent de choix* pour ces malades qui ne peuvent être tenus, nous l'avons dit au début de ce travail, à une diète rigoureuse des matières féculentes, bien qu'il soit nécessaire de rationner ces substances et surveiller leurs effets.

Après un temps variable, suivant les individus, il n'est pas rare — mais le fait est loin d'être constant — de constater quelque lassitude de l'usage des pommes de terre en guise de pain. Le régime alors doit être interrompu ou mitigé, afin d'éviter l'inappétence ou le dégoût et l'on revient plus tard à la *cure*. D'ailleurs le diabétique lui-même demande à reprendre ou reprend spontanément « ses pommes » quand il constate comme cela est arrivé chez plusieurs de nos malades que la diurèse, la sécheresse de la bouche augmentent, que le sucre redevient plus abondant que pendant *la cure* de parmentières.

Pour démontrer cliniquement les effets salutaires de l'alimentation aux parmentières nous avons été amené à supprimer chez la plupart de nos malades tout traitement médicamenteux et à prescrire seule « la cure de pommes de terre ». Nous n'avons pas besoin de dire que cette suppression des médicaments n'est pas une condition du régime par nous préconisé. Le médecin en même temps qu'il prescrit le régime parmentier, peut aussi avoir recours aux agents pharmaceutiques dont il reconnaît l'indication actuelle chez son malade.

Quand les avantages de la pomme de terre, *comme succédané du pain*, seront vulgarisés, l'usage de ce tubercule dans le diabète ne sera plus un fait exceptionnel. En plus des notions précédentes, utiles pour conseiller les malades dans le choix des préparations alimentaires, le médecin devra posséder aussi quelques notions sur la digestibilité, la valeur culinaire et les altérations de cet aliment.

En prévision de cette éventualité, nous résumons ici quelques-unes de ces notions.

Digestibilité des pommes de terre. — Si l'on s'en rapporte aux expériences de Rubner[1], le tube digestif absorberait 68 p. 100 seulement des matières amylacées et sucrées contenues dans les pommes de terre. Le pouvoir d'absorption serait de 80 à 96 p. 100 quand ces tubercules sont pris sous forme de purée. Nos recherches, faites avec l'aide de M. Mailhe, chez deux diabétiques[2], ont établi que le tube digestif avait absorbé presque la totalité des matières amylacées et sucrées ingérées avec 1 kg. 500 de parmentière chez le premier (diabétique arthritique), 3 kilogrammes chez le second (diabète pancréatique).

Valeur culinaire. — Les pommes de terre qui se boursouflent, se désagrègent et dont la surface prend un aspect farineux pendant la

---

1. Citées par Munk et Ewald, *Traité de diététique*. Voir aussi, au point de vue de la valeur énergétique de la pomme de terre comparée à celle des autres aliments, les tableaux de Rubner, reproduits par M. Grandeau (*Revue Agronomique, Le Temps*, 19 décembre 1902.)

2. Voir p. 45, 71, 72 et *Bulletin Société de biologie*, 1er mai 1901.

cuisson dans l'eau, contiennent plus de fécule que celles qui restent fermes et ne délitent pas. Celles-ci contiennent au contraire une plus forte proportion de matières albuminoïdes.

D'après MM. Coudon et Bussard [1] la qualité alimentaire serait fonction du rapport : $\dfrac{Matières\ azotées}{Fécule}$ et varierait proportionnellement au chiffre qui exprime ce rapport.

La partie la plus centrale des tubercules frais arrivés à parfaite maturité est la plus aqueuse, la plus pauvre en fécule, la plus riche en matières azotées (Coudon et Bussard). Elle constituerait donc une partie de choix pour le diabétique.

Altérations [2]. — La pomme de terre ne supporte ni l'humidité, ni le froid. Que ces tubercules soient exposés quelque temps au-dessous de 0°, il se forme du sucre. Les cellules le reprennent si la température s'élève et les pommes de terre deviennent alors mangeables (Munk et Ewald.)

Maintenues dans un milieu trop chaud, elles commencent à germer, surtout au printemps. La germination développe la formation de sucre et de solanine. Ce glycoside se forme dans le voisinage immédiat des pousses; il peut devenir nuisible. On l'enlève en extirpant profondément les yeux des pommes de terre (Payen).

Aux mois de juin-juillet, les vieilles pommes de terre présentent souvent sur les germes de petits tubercules ronds ou rejetons d'une couleur verte et dont la grosseur peut varier de celle d'une noisette jusqu'à celle d'une noix. Les fournisseurs parfois mélangent aux autres tubercules ces rejetons qui sont très riches en solanine et par suite facilement nocifs. Les pousses enlevées, les pommes de terre germées ne paraissent pas avoir éprouvé de changement mais si on les fait cuire, on constate qu'elles ne sont plus farineuses, elles prennent une consistance pâteuse, une apparence semi translucide et une saveur fade légèrement sucrée. On peut avec quelque attention — comme le remarquent, Villiers et Collin, auxquels nous empruntons cette description — constater les signes de cette altération à la présence de cicatrices peu apparentes que les germes arra-

---

1. Coudon et Bussard, La pomme de terre alimentaire, *C. R. Institut*, 1897, CXXV, p. 45.
2. Cf. Payen, *Traité des substances alimentaires*, Paris, 1865. — Munk et Ewald, *oc. cit.* — Villiers et Collin, *Traité des altérations et falsifications des substances alimentaires*, p. 157.

chés ou rompus ont laissées à la surface des pommes de terres devenues moins fermes au toucher.

En été, les pommes de terre de l'année précédente peuvent aussi
être envahies par la moisissure ou la pourriture. La solanine devient
très abondante dans les tubercules à la suite de ces altérations et
peut causer des accidents d'empoisonnement (diarrhée, vomisse-
ments, dilatation des pupilles, sueurs, etc.). Ces accidents ont été
plusieurs fois observés sous forme épidémique dans l'armée, en
France et en Allemagne. Leur cause longtemps restée incertaine a
été reconnue en France par MM. Longuet et Cortial [1]. Quelques
années plus tard Meyer et Schmiedeberg [2] ont précisé leur nature et
montré que la solanine très peu abondante en hiver dans des parmentières (0 gr. 044 par kilogramme de novembre en février d'après
les échantillons examinés par ces auteurs) augmente sensiblement
dans les mois d'été (0 gr. 236 en juillet-août), atteint des proportions
inquiétantes dans les rejetons développés sur les vieilles pommes
de terre (0 gr. 584 par kilogr.) et plus encore sur les tubercules
envahis par la pourriture.

Pain de pommes de terre. — C'est ordinairement aux mois d'avril-
mai qu'il est le plus difficile d'avoir des parmentières bonnes et d'un
emploi agréable. Les tubercules de l'année précédente commencent
à être trop vieux et ceux de l'année, encore peu volumineux, sont
incommodes pour être mangés aux repas, à la place du pain.

A cette époque on pourrait employer plus facilement le *pain de
pommes de terre* [3]. Ce pain que l'on avait préconisé en un temps
où l'on pouvait craindre les disettes de blé, est actuellement fort
peu répandu. Parmentier n'en était guère partisan : « Puisque,
remarquait-il, les pommes de terre cuites à l'eau ou à la vapeur, et
assaisonnées de quelques grains de sel sont une sorte de pain très
digestible que la Providence offre tout fait aux hommes, qui nourrit

---

1. *Arch. de médecine et de pharmacie militaires,* 1889 ; cit. par Villiers et Collin.
2. Uber Vergiftungen durch Kartoffeln, *Arch. experim. für Path. und Pharm.,*
1895 ; cit. par Villiers et Collin.
3. « La possibilité, dit Parmentier, entrevue par les Irlandais, dès 1740, de transformer les pommes de terre en pain, c'est-à-dire d'augmenter la masse de celui
qu'on prépare avec la farine de différents grains, a eu de nos jours une vogue
étonnante. Chacun a prétendu au mérite de l'invention et tout le monde a cru
réellement que ces racines confondues dans la pâte ordinaire avaient disparu
à la faveur du pétrissage, de manière à ne présenter après la cuisson qu'un
tout homogène parfaitement levé, en un mot un véritable pain. » Cité par Roze,
Histoire de la pomme de terre, Paris, 1898, p. 448.

également bien, qu'est-il nécessaire de soumettre ces racines à une préparation compliquée et dispendieuse qui ne fait que diminuer leur volume et ajouter au prix de l'aliment ? »

Au point de vue spécial auquel nous nous plaçons, la *pomme de terre* est de beaucoup préférable au pain de pommes de terre. Celui-ci cependant pourrait présenter quelque utilité soit aux époques où il est difficile d'avoir des parmentières susceptibles d'être mangées en guise de pain, soit pour les personnes qui ne peuvent se priver de pain. On diminuerait encore par ce *pain mixte*, qui ne saurait avoir d'aussi bons effets que la parmentière seule, la quantité de farine de froment ordinairement ingérée par le malade. On ne doit pas oublier, en effet, que si, *par sa constitution élémentaire la pomme de terre est bonne et, jusqu'à un certain point salutaire pour les diabétiques, les résultats heureux du régime parmentier* — nous nous sommes efforcé de le mettre en évidence au cours de ce travail — *dépendent aussi de ce qu'il implique la suppression du pain.*

Le pain de pomme de terre se prépare en mélangeant en proportions variables (1/4 à 1/3) la farine du blé et la fécule des tubercules cuits et en ajoutant un peu de sel.

Il possède une saveur suffisante qui le rend bien plus agréable que les autres succédanés du pain ordinaire (pain de maïs, d'avoine, d'orge, etc.). Son degré d'absorption a été étudié par Zuntz et Magnus Lévy [1]. L'absorption de chacune des substances nutritives serait relativement parfaite. L'absorption de l'albumine diminuerait seulement lors de l'addition d'une grande quantité de farine de pommes de terre.

On pourrait peut-être reprocher à la substitution des pommes de terre au pain de priver les diabétiques d'une certaine quantité de phosphates que le pain contient en plus grande quantité que ces tubercules. MM. Galippe et Barré, dans leur récent manuel, ont insisté sur l'utilité des phosphates que le pain et surtout le pain complet apporte au corps humain. La perte résultant de l'alimentation aux parmentières est-elle grande, à cet égard ? Nous n'avions guère les moyens de la calculer, mais une précaution que nous prenons pour nos malades diminuerait la valeur de cette objection si elle venait à se produire. Nous conseillons à nos diabétiques de prendre des œufs, de « gober » surtout le *jaune* des œufs à la coque. La

---

1. *Pflüger's Archiv*, vol. LIX, cité d'après le *Traité de diététique* de Munk et Ewald, p. 162.

lécithine qu'ils contiennent se décompose en acides gras, acide phospho-glycérique et neurine. On peut aussi prescrire, dans le même but, la lécithine elle-même, les phospho-glycérates, mais l'usage des œufs nature, tout simplement, nous paraît très recommandable et d'une application presque aussi facile que l'usage de la pomme de terre.

Les pommes de terre de forme allongée, préalablement épluchées, cuites « au diable » ou à l'étouffée, peuvent être coupées en tranches, étendues de beurre et mangées avec les œufs à la coque absolument comme du pain. Elles constituent même, prises sous cette forme, un mets agréable et très utile.

Quelle que soit la façon dont les pommes de terre sont préparées, il est bon d'ajouter une petite quantité de sel, car ces tubercules contiennent très peu de chlorure de sodium ; on peut aussi, avec profit, négliger cette précaution chez les sujets atteints d'hyperchlorhydrie.

L'addition de beurre qui augmente la saveur des parmentières offre, de plus, l'avantage d'accroître l'ingestion des corps gras, d'autant plus utile que dans le diabète on cherche à restreindre les hydrates de carbone féculents, etc. A l'hôpital, nous prescrivons souvent dans ce cas, en plus du régime ordinaire, 60 grammes de beurre par jour, à prendre avec des pommes cuites au four.

Dans le travail qui précède, nous avons réuni nos deux mémoires présentés à l'Académie de médecine, augmentés de diverses additions. Depuis notre seconde communication, nous avons porté la question de « *La cure de pommes de terre dans le diabète* » devant la Société de Thérapeutique de Paris, où elle a été l'occasion de discussions et hypothèses intéressantes. (Voir *Bulletins de la Société de Thérapeutique*, février-mars 1902.) Nous continuons nos recherches. Nous espérons apporter prochainement quelques nouveaux résultats confirmatifs encore de notre théorie des effets biologiques et thérapeutiques de l'alimentation aux pommes de terre dans les diabètes sucrés.

Sans doute reviendrons-nous aussi sur deux points simplement effleurés, dès que nous aurons pu augmenter nos documents sur ces deux chapitres importants : l'emploi des pommes de terre dans le diabète compliqué d'albuminurie ; l'excrétion uréique et le rapport azoturique dans le régime parmentier.

Aujourd'hui nous arrêtons ici cette étude un peu longue, aride mais utile. Nous lui donnerons comme conclusions les deux propositions qui résument les faits et théories soumis à l'appréciation de nos maîtres et de nos confrères.

Conclusions :

L'ensemble de nos recherches a démontré non seulement l'innocuité, mais l'utilité de l'alimentation aux pommes de terre dans les diabètes et les complications chirurgicales diabétiques.

La genèse des effets salutaires du régime parmentier dans les diabètes sucrés s'explique par la théorie qui rapproche « la cure de pommes de terre » d'une « cure alcaline ». Cette théorie est confirmée par les faits cliniques et recherches expérimentales que nous avons apportés.

APPENDICE

———

A PROPOS DE LA CURE DITE « DE POMMES DE TERRE »

DANS LE DIABÈTE [1]

———

§ I.

Dans une note : *Valeur de la cure dite de pommes de terre dans le diabète* [2], présentée le 26 avril 1902, M. le Dr Déléage a relaté des faits qui lui paraissent en contradiction avec les faits et opinions que j'ai précédemment exposés sur ce sujet. A cette occasion, il a formulé diverses critiques sur les observations mentionnées dans ma communication du 10 décembre à l'Académie de Médecine.

Ces observations, forcément très résumées dans le *Bulletin de l'Académie* [3], ont été publiées de façon plus détaillée dans la *Revue de Médecine*, accompagnées d'une grande partie des graphiques apportés à l'appui de ma communication. J'ai l'honneur d'adresser à la Société un exemplaire des articles parus (*Revue de Médecine*, février, mars, avril 1902) au moment où M. Déléage a présenté son travail et qu'il paraît avoir ignorés. Je joins à cet envoi quatre brochures contenant des faits, recherches et explications théoriques très sommmairement indiqués ou n'ayant pas encore trouvé place dans le mémoire en cours de publication :

1º Les pommes de terre dans l'alimentation des diabétiques (*Bull. de Thér.*, janvier 1900).

———

1. Communication à la Société de Médecine de Paris (*Bulletin de la Société*, 29 juin 1902, et *Progrès médical*, 1902, nº 30).

2. *Progrès médical*, 3 mai 1902, p. 291.

3. Le lecteur était averti par les lignes suivantes (*Bull. Acad. de méd.*, 1901, p. 773) : « La relation détaillée de nos observations ne saurait trouver place dans le *Bulletin*. Elle dépasserait de beaucoup les limites d'une communication. Nous devons nous borner à donner pour chacune d'elles un très court résumé qui pourrait leur servir de titre ».

2° La cure des pommes de terre dans le diabète sucré et les complications diabétiques (*Bull. de l'Acad. de Méd.*, décembre 1901).

3° Genèse de l'amélioration des diabètes par le régime aux pomme de terres (*Journ. de physiol. et de pathol. gén.*, janvier 1902).

4° La cure de pommes de terre dans le diabète. Effets. Mode d'emploi (*Bull. de l'Acad. de Méd.*, 11 février 1902).

Je soumets ces travaux à MM. les membres de la Société que ce chapitre de thérapie intéresse ; je les prie de vouloir bien en prendre connaissance. Ils pourront ainsi, mieux que par une polémique, apprécier l'état actuel de l'étude que je poursuis et la façon dont elle est documentée.

La note de M. Déléage enregistre les résultats observés dans douze cas (1 personnel, 11 communiqués par M. Ehret, privat-docent à Strasbourg), tous relatifs à des diabétiques qui, s'étant soumis *proprio motu* au régime des pommes de terre connu d'eux tout uniment par le compte rendu d'un journal politique, avaient vu l'événement tromper leur attente.

Le jugement qu'il faudra porter sur la valeur intrinsèque de ces résultats doit être réservé jusqu'au moment où les observations seront publiées dans le travail plus complet annoncé par l'auteur. Aujourd'hui, de leur ensemble, deux notions seulement paraissent se dégager : 1° Il est imprudent pour le diabétique d'instituer la cure de pommes de terre, à l'insu du médecin, c'est-à-dire sans avis éclairé ni surveillance attentive ; 2° Chez le diabétique aglycosurique, la cure de pommes de terre paraît inutile.

Ces notions sont-elles en désaccord avec les opinions que j'ai défendues ? Sur ce point, qu'il me soit permis de rappeler ici devant la Société de médecine ce que j'ai répété à l'Académie, à la Société de thérapeutique, à l'Association pour l'avancement des sciences. On me pardonnera de reproduire ce passage mais cela est nécessaire ; il a dû certainement échapper à M. Déléage, sinon notre confrère l'aurait signalé dans sa communication et nous aurait épargné l'occasion de le lui rappeler :

« Le régime aux parmentières, avons-nous dit [1], n'est pas un traitement de la maladie ; c'est une manière indirecte d'amoindrir l'hyperglycémie en excitant le pouvoir glycolytique de l'organisme. Le syn-

1. *Bull. Acad. de méd.*, 1901, p. 792.

drome urinaire diabétique et les autres troubles dépendant de l'hyperglycémie se trouvent ensuite logiquement atténués. Le régime des pommes de terre prévient donc ou diminue les accidents liés à la glycémie morbide, c'est du moins ce qu'il nous a été donné de voir dans la grande majorité des cas. Il ne guérit pas le trouble préalable de la nutrition qui provoque le diabète, mais il diminue ses effets en amoindrissant de façon indirecte la dyscrasie acide du sang et des humeurs. Nous répétons ici volontiers que le régime aux pommes de terre n'est qu'un traitement du syndrome. On nous nous a fait dire qu'il constituait un traitement du diabète, ce qui est bien différent.

« Il est nécessaire que ce régime ne soit pas institué de façon banale. Il demande l'autorisation préalable du médecin d'abord, une certaine direction ou surveillance médicale ensuite.

« Nous avons constaté une fois son inefficacité; il n'y a rien d'impossible à admettre *a priori* qu'il puisse, par exception, être désavantageux chez l'un ou l'autre malade. Ce sera affaire au médecin de le supprimer ou de le mitiger....

« D'ailleurs, quand la méthode se généralisera, on peut s'attendre à quelques mécomptes en dehors même des cas où la théorie laisse prévoir que la cure de pommes de terre peut être désavantageuse. »

Voilà ce j'ai écrit, ce que M. Déléage peut lire et méditer, un peu tardivement peut-être.

Sur les onze sujets de M. Ehret, « cinq étaient délivrés de glyco-surie depuis des périodes de deux mois à deux ans ». Dans le public, la disparition du sucre, surtout depuis un temps aussi long, laisse croire à la guérison du diabète. Pourquoi ces sujets avaient-ils eu l'idée de recourir à la cure des pommes de terre? Existait-il chez eux quelques symptômes traduisant la persistance du diabète malgré la disparition de la glycosurie? Sur ce point important, l'auteur s'est dispensé de fournir le moindre renseignement.

Restent les 6 autres cas dans lesquels la glycosurie, antérieure-ment assez peu marquée, a augmenté après l'emploi du régime par-mentier. Ces faits auraient pu être intéressants et profiter à l'étude de la question discutée; il est regrettable que l'auteur ne se soit pas aperçu qu'en mentionnant simplement l'augmentation du *pourcen-tage de la glycosurie, par litre,* sans indiquer aucun autre élément d'information, ni la quantité de la diurèse en 24 heures, ni la période de la journée à laquelle correspondait l'échantillon analysé, il enlève toute valeur probante à ses observations. D'ailleurs, les remarques et objections qui ont suivi la lecture de M. Déléage ont prouvé que celle-ci ne pouvait porter la conviction dans les esprits. Et comme cela était naturel, un membre de la Société (M. Tissier) a fait observer qu'il faut se garder de confondre la glycosurie avec le diabète, tandis qu'un autre (M. Jullien) déclarait avoir obtenu plusieurs succès par l'emploi du régime que nous avons préconisé.

Ces réserves exprimées sur la façon un peu trop sommaire dont M. Déléage a documenté sa note, il faut approuver l'auteur, puisque les résultats lui semblaient « rien moins que favorables », de les avoir produits sans retard. Les insuccès francs et surtout les cas dans lesquels le régime aux pommes de terre paraît avoir provoqué des inconvénients doivent être communiqués le plus tôt possible. Cela, dans l'intérêt des malades d'abord, dans l'intérêt bien compris de la nouvelle méthode ensuite. Devant les Sociétés médicales ou scientifiques, après avoir exposé nos recherches et les observations communiquées par les premiers confrères qui ont bien voulu essayer le régime parmentier, nous avons demandé de soumettre celui-ci au contrôle de l'expérience. Par comparaison, l'étude des cas défavorables *recueillis et analysés avec soin*, peut conduire, en effet, à dégager progressivement les indications et contre-indications de l'alimentation aux pommes de terre dans les états morbides divers qui s'accompagnent du syndrome diabète sucré. D'avance nous sommes donc prêt à savoir gré à ceux qui apporteront leur sérieuse contribution à cette étude, quel que soit le résultat de leur tentative.

<h2 style="text-align:center">§ II.</h2>

Ceci exposé, au sujet de la partie inédite de la communication de M. Déléage, j'en viens maintenant aux objections formulées par l'auteur à l'encontre des observations relatées dans mon mémoire.

Elles sont groupées en trois paragraphes (*Progrès médical*, 1902, p. 292, col. 1). La lecture de nos observations, celle des graphiques qui accompagnent un certain nombre d'entre elles, les commentaires, parfois les réserves qui les précèdent ou les suivent, suffiront à réduire à leur juste valeur les objections énumérées dans les deux premiers paragraphes, sans indication des observations visées. Je répondrai seulement aux critiques contenues dans le troisième paragraphe et qui d'ailleurs reproduisent en partie celles des deux précédents.

« Chez le plus grand nombre des malades de M. Mossé, dit M. Déléage, le pain avait été remplacé par une quantité de pommes de terre dont la teneur en substances hydrocarbonées était assez notablement inférieure à la teneur de la quantité ordinaire de pain en hydrates de carbone. En effet, M. Mossé admet avec Balland que l'équivalent d'un kilogramme de pain blanc ordinaire en matières azotées et amylacées est de 3 kilos de pommes de terre.... Le premier malade de M. Mossé a remplacé 400 grammes de pain par 700 à 900 grammes de pommes de terre, c'est-à-dire par une quantité de substances amylacées moindre d'un tiers. Il en est ainsi dans plusieurs de ses observations. »

Vraiment? Examinons un peu ces assertions. Nous verrons la confiance qu'elles méritent.

J'ai donné la proportion : 2 1/2 à 3 de pommes de terre crues pour 1 de pain [1]; j'ai fait remarquer que, si la proportion généralement acceptée, 3 pour 1, est commode pour les calculs rapides, elle est trop élevée pour les hydrates de carbone; qu'il serait plus exact, à l'avenir, d'admettre que, pour ces dernières substances, elle se rapproche plus de 1 pour 2 1/2 que de 1 pour 3.

Voilà donc une citation inexacte. Et la malade dont parle M. Déléage a ingéré uue quantité d'hydrates de carbone bien plus voisine de celle contenue dans le pain supprimé, qu'il ne le dit. Ce qu'il oublie de rappeler aussi, c'est la remarque dont cette première observation est accompagnée.

Ici encore je suis amené à citer ce que j'ai écrit. Voici le texte :
« Au début, nous avons donné les pommes de terre avec une grande circonspection, après avoir supprimé le pain. La quantité n'était pas fixée à l'avance. La malade chez qui nous voulions tâter la susceptibilité des voies digestives et mesurer l'*équation personnelle d'utilisation des féculents*, pour emprunter l'expression de Bouchardat, devait manger à sa faim, à chaque repas, en guise de pain, 2, 3, 4 pommes de terre cuites au four. Les résultats méthodiquement surveillés furent bons et encourageants. Ils nous incitaient à chercher désormais, à maintenir si possible au moyen de pommes la ration alimentaire représentée par le pain supprimé. A cet effet, nous avons pris comme taux l'évaluation généralement acceptée, et

1. Voir : *C. R. Académie des Sciences*, 9 décembre 1901; *Bull. de l'Académie de médecine*, 10 décembre 1901 et 11 février 1902; *Revue de Médecine*, 1902.

tout récemment encore donnée par M. Balland, que 3 kilogrammes de pommes de terre contiennent en matières azotées et amylacées l'équivalent d'un kilogramme de pain blanc ordinaire. Cette évaluation, *suffisamment approchée pour les substances albuminoïdes, est un peu trop élevée pour les hydrates de carbone*[1]. »

Cet avertissement est déjà en italiques dans le *Bulletin de l'Académie*. Pour ne point l'apercevoir, tout comme pour négliger les remarques préliminaires faites au sujet de notre première malade, il a fallu que M. Déléage lise d'un œil bien léger le travail qu'il allait accuser de manquer d'exactitude.

Mais comment est-il arrivé à penser et à avancer que la plupart de mes malades avaient eu une quantité de substance amylacée bien moindre que la ration précédemment ingérée avec le pain?[2]. Le raisonnement a été simple. M. Déléage établit *a priori* que la ration d'un diabétique est au moins de 500 grammes de pain par jour, que, dès lors, l'équivalent de pommes de terre devrait être de 1500 grammes. « Or la plupart des malades cités par M. Mossé, dit-il, ont ingéré des quantités quotidiennes inférieure à ce chiffre. » Il oublie que d'après l'évaluation que j'ai proposée, pour les hydrates de carbone qui nous intéressent plus particulièrement ici, la dose de pommes de terre est de 1250 grammes à 1500 grammes — plus rapprochée du premier chiffre que du second — pour une ration de 500 grammes de pain.

Il oublie que, à l'hôpital, la ration des hommes et des femmes n'est pas la même. — J'en ai donné le détail. — Les hommes au 4e degré, reçoivent *officiellement* 480 grammes de pain par jour, les femmes 400 grammes[3]. Et plusieurs de mes diabétiques, à l'hôpital, étaient des femmes. En chiffres ronds, j'ai compté 400 grammes par jour pour les femmes, 500 grammes pour les hommes qui à l'hôpital recevaient le 4e degré.

1. *Bull. de l'Académie*, 1901, p. 771-772.

2. J'ai signalé un malade « gros mangeur de pain » que j'ai laissé volontairement assez loin de l'équivalence alimentaire, tout en prescrivant 1 000 à 1 200 gr. de pommes de terre par jour. Cette observation d'ailleurs ne paraît pas connue de M. Déléage; elle a été publiée en mars, dans la *Revue de médecine*. Nous la commenterons plus tard.

3. Je dis *officiellement*, car, en pratique, chaque portion n'est pas mathématiquement pesée. Un jour, un de mes externes qui me prêtait sa collaboration pour ces recherches, a vérifié le poids des portions de pain distribuées dans une salle de femmes. Elles avaient toutes quelques grammes de moins que le poids réglementaire. La différence est négligeable en clinique. — Le diabétique maigre qui, seul, a reçu 3 kilos de pommes pendant quelques jours mangeait environ 1 kilogr. de pain par jour.

M. Déléage oublie encore que la ration de pain supprimée pouvait avoir été déjà restreinte au-dessous de 500 grammes chez les malades de la ville (ex : obs. V et VI).

Chez deux malades de la campagne (obs. VII et VIII), la proportion de pain n'a pas été indiquée, non plus que le dosage du sucre; mais l'amélioration générale a été telle après une cure de pommes de terre à la dose de 1 kilogramme par jour que les patients ont cru être guéris de leur diabète. J'ai fait des réserves sur cette guérison qui n'avait pu être médicalement vérifiée.

J'ai procédé avec une circonspection même plus grande au sujet de l'observation d'un diabétique albuminurique chez lequel, après l'augmentation du régime lacté et la substitution des pommes de terre au pain (pris d'ailleurs en petite quantité), l'albumine avait diminué et le sucre disparu. Ce cas paraissant exceptionnel, je l'avais signalé à titre de renseignement et d'information, sans le comprendre dans la statistique des 20 premières observations communiquées à l'Académie[1]. Mais un nouveau fait que je viens d'observer me laisse croire que cette prudence scientifique était exagérée et que, sous le bénéfice des réserves qui me paraissent toujours nécessaires dans le cas de coexistence du diabète et du brightisme, cette observation pourra prendre place dans une statistique ultérieure à côté de celle qu'il m'a été donné de recueillir tout récemment *.

On peut voir déjà que le reproche de manquer de précision, que M. Déléage adresse aux voisins, se retourne contre lui.

Mais il y a plus : « Chez le malade qui fait le sujet de l'observation X, dit M. Déléage toujours en verve de contradiction, le résultat de la cure n'a pas été très appréciable puisque en mangeant du pain (nous ignorons la quantité) le malade éliminait lors d'un premier essai 659 gr. 60 de glycose par jour; au bout de neuf jours de cure de pommes de terre (quantité quotidienne non indiquée), la glycosurie était de 584 gr. 28 soit 75 gr. 34 de diminution; à une deuxième épreuve, l'ingestion de pain avait ramené la glycosurie à 644 gr. 38, au bout de sept jours; la cure de pommes de terre la réduisit en

---

1. C'est par erreur que, sur le *Bulletin de l'Académie*, cette observation porte la mention XIX; la précédente, comme on peut le voir, porte le même numéro d'ordre. J'ai fait, sur l'exemplaire que j'adresse à la Société, la correction qui aurait dû être opérée sur épreuves.

* C'est ce qui a été fait dans mes publications postérieures à cette communication à l'Académie.

dix-sept jours à 539 grammes c'est-à-dire : d'environ 115 grammes, etc [1]. »

Ici vraiment l'inattention de notre savant critique devient extrême.

Il semblerait qu'il n'y a rien à objecter. Les chiffres sont là! Oui, mais de quel œil distrait ont-ils été lus? Pourquoi M. Déléage s'abstient-il de consulter les observations déjà publiées? Il aurait d'abord trouvé les renseignements demandés s'il avait ouvert la *Revue de Médecine* (p. 372-377). Il aurait pu voir (p. 376) une partie du graphique soumis à l'Académie de médecine et au Congrès international de Médecine. Dans ces deux réunions, on a bien voulu lui prêter grande attention.

Enfin, erreur sérieuse, les chiffres reproduits par M. Déléage d'après le *Bulletin de l'Académie*, représentent *les moyennes nychthémérales* de chacune des périodes d'observation d'un régime, *et non*, comme il le dit, *la diminution enregistrée à la fin de chacune de ces périodes*. C'est ainsi que pendant la deuxième période de la contre-épreuve, la cure de pommes de terre n'a pas réduit la glycosurie de 115 grammes seulement en dix-sept jours. Non. Mais *la moyenne de l'excrétion quotidienne* du sucre urinaire a été, *pendant toute cette période de dix-sept jours, inférieure de* 107 gr. 38 *par vingt-quatre heures à ce qu'elle était en moyenne par vingt-quatre heures durant la période d'alimentation au pain.* De même, dans le premier essai ce n'est *pas au bout de neuf jours* de régime parmentier qu'il y a eu une diminution de 75 grammes de sucre. Non; mais *pendant neuf jours consécutifs*, la moyenne de la glycosurie quotidienne, comparée à celle de la période d'alimentation au pain, *s'est abaissée de 75 grammes par vingt-quatre heures.* Dans chaque période d'essai, les pommes de terre ingérées contenaient une quantité d'hydrates de carbone égale ou sensiblement supérieure à celle contenue dans le pain supprimé.

Ces résultats ne paraissent pas appréciables à M. Déléage. Par contre, il écrit : « L'azoturie très élevée a été exagérée *par le régime des pommes de terre* ». J'ai appelé l'attention sur une *légère* augmentation de l'excrétion uréique déjà considérable (voir nos tableaux) survenant *pendant* les périodes d'alimentation aux parmentières. J'en ai cherché la raison. Il m'a paru qu'elle pouvait tenir, en partie du moins, à une cause extrinsèque : l'augmentation du régime carné

---

1. Le tableau porte 644 gr. 38 et 537 gr., c'est-à-dire une différence de 107 gr. 38 par jour, pendant 17 jours, soit 1 k. 725 « en 17 jours » et non 115 gr. comme l'a écrit M. Déléage.

pendant le régime parmentier[1]. C'est à vérifier[2]. Mais n'eût-il pas été juste de réduire le phénomène à ses proportions réelles, au lieu de laisser supposer, comme laisse croire la phrase de notre contradicteur, que l'augmentation de l'azoturie a « été exagérée ».

Je m'excuse d'avoir aussi longtemps retenu l'attention de la Société. J'ai sollicité dans mes diverses communications aux Sociétés savantes que les faits que j'apportais fussent soumis au contrôle de l'expérience. C'est à elle qu'il appartient de fixer la la place que devra occuper dans le régime des diabétiques la pomme de terre, interdite d'une façon assez générale jusqu'ici à ces malades. Mon rôle est d'attendre le résultat de cette enquête et de continuer, de mon côté, l'étude entreprise depuis plus de cinq ans. J'aurais été heureux de garder le silence, enregistrant les résultats peu favorables apportés par M. Déléage et lui sachant gré de les avoir produits, car je suis persuadé qu'il est plus utile, à l'heure actuelle, de connaître les échecs et d'en pénétrer la raison que de compter quelques succès de plus ou de moins. Mais il m'a semblé que je ne pouvais laisser passer sans les relever, les erreurs de chiffres, les citations incomplètes, la relation et la compréhension inexactes des faits que j'ai exposés. Au début de l'enquête ces assertions, si je ne les avais redressées, auraient pu laisser croire que les recherches et les théories que j'ai soumises à mes confrères étaient réellement passibles des objections et reproches qu'on leur faisait.

M. Déléage ne m'en voudra pas trop si j'ai rectifié les erreurs qu'il m'attribue. Il verra par là que j'ai prêté attention à son travail. D'ailleurs, en outre des faits inédits de son mémoire qu'il nous donnera bientôt l'occasion de mieux connaître, il a déjà permis à l'un des membres de la Société, M. Jullien, chirurgien à l'hôpital Saint-Lazare, de déclarer qu'il avait constaté plusieurs succès par l'emploi du régime aux pommes de terre, d'après notre méthode. A ces divers points de vue il n'aura pas été inutile « que la cure de pommes de terre dans le diabète » ait été portée devant la Société de médecine de Paris.

Toulouse, 16 mai 1902.

1. *Revue de Médecine*, 1902, p. 378.
2. Je ferai connaître prochainement le résultat de nouvelles recherches sur ce sujet.

TABLE DES MATIÈRES

QUATRIÈME PARTIE. — **Bromatologie clinique de la pomme de terre.**

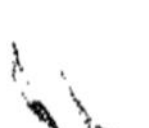

www.ingramcontent.com/pod-product-compliance
Ingram Content Group UK Ltd.
Pitfield, Milton Keynes, MK11 3LW, UK
UKHW021215140726
13695UKWH00002B/549